ホップ・ステップ・パーフェクト！

ドレーン管理
はじめてBOOK

排液の色調・性状がわかる！
手技・観察・対応に自信がつく！

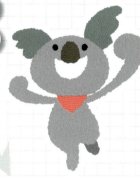
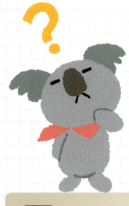
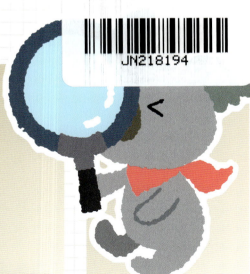

編著
日本医科大学付属病院 消化器外科
進士誠一
日本医科大学付属病院 看護部
鈴木智恵子

MCメディカ出版

はじめに

　新人看護師として働き始めると、多くの新しい知識や技術を習得しなければなりません。そのなかでも特に重要なのがドレーン管理です。ドレーン管理は、感染や合併症を予防するために欠かせない看護の一つです。しかし、ドレーンの種類はさまざまで、その管理方法には多くのポイントがあるため、初心者にとっては難しく感じられることもあるでしょう。

　本書は、そんな新人看護師の皆さんがドレーン管理の基本をしっかりと身につけられるように、わかりやすく丁寧に解説した一冊です。

　本書の特徴は、以下の 3 つのポイントに集約されます。第一に、豊富な写真やイラストを用い、視覚的に理解しやすくしています。具体的な手順や注意点をビジュアルで確認することで、実際の現場での応用がスムーズになるでしょう。第二に、1〜3年目の看護師に特に必要と思われる内容を盛り込んでいます。新人看護師が直面すると思われる疑問や不安に応えるべく、細かい部分まで丁寧に解説しています。第三に、手順を細分化して詳述しているので、一つひとつのステップを確実に理解し、自信をもって実践できるようになるでしょう。

　皆さんが本書を通じて、ドレーン管理の基本をしっかりと習得し、患者さんのケアに役立てていただけることを心より願っています。看護師としての第一歩を踏み出した皆さんが、この本を手に取ることで、少しでも安心して業務に臨むことができれば幸いです。

　最後に、本書を制作するにあたり尽力いただきましたメディカ出版の編集者の方々をはじめ、ご支援いただいた関係者の方々に心より感謝いたします。

2024 年 7 月

進士誠一・鈴木智恵子

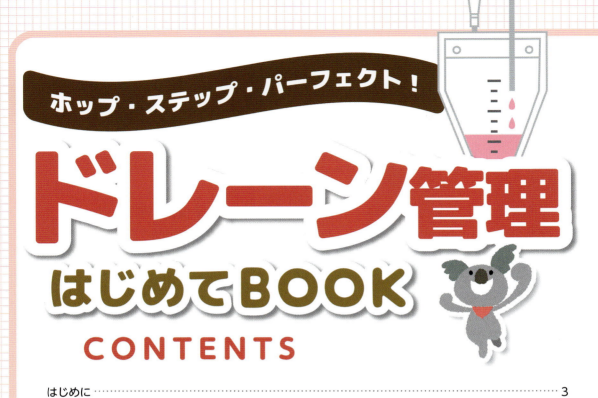

ホップ・ステップ・パーフェクト！
ドレーン管理 はじめてBOOK
CONTENTS

はじめに ……………………………………………………………………………………… 3
編者・執筆者一覧 …………………………………………………………………………… 6

第1章 基本編

1 種類と適応
1. ドレーンは膿・血液・滲出液・消化液などを体外に排出する管のこと …………… 8
2. 臓器別、ドレーンの名称 ………………………………………………………………… 9
3. ドレーンの原理とチューブの種類を知ろう …………………………………………… 11

2 管理とケア
1. ドレーン管理の基本を覚えよう ………………………………………………………… 16
2. ドレーン固定の手技を身につけよう …………………………………………………… 19
3. 感染予防を確実にするチェックポイント ……………………………………………… 23
4. 主要ドレーンの排液、正常／異常な色調・性状一覧 ………………………………… 26
5. 安心・安全なドレーン管理のために、観察すること ………………………………… 29
6. 皮膚の観察・保護をして、スキントラブルを予防しよう …………………………… 31

3 患者対応
1. 患者指導のポイント ……………………………………………………………………… 36
2. 在宅でのドレーン管理に向けた退院指導 ……………………………………………… 38
3. 体動の傾向や日常生活動作を把握して、患者指導を行おう ………………………… 39
4. 患者指導では身体的苦痛と精神的苦痛にも配慮しよう ……………………………… 42

第2章 実践編

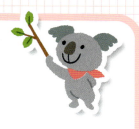

1 消化器系

1. 胃切除術後・胃全摘術後ドレナージ：ウインスロー孔と左横隔膜下へのドレーン留置 …… 46
2. 直腸手術後ドレナージ：排液の便臭は縫合不全の疑い …… 49
3. 肝切除術後ドレナージ：胆汁瘻や出血を察知しよう …… 51
4. 膵切除術後ドレナージ：膵液瘻からの出血に注意する …… 54
5. 胆管ドレナージ：胆汁の量、性状、チューブ挿入部を観察する …… 56
6. 急性膵炎へのドレナージ：外科的ドレナージから内視鏡的アプローチへ …… 57
7. 経鼻胃管：胃内容のドレナージと出血のインフォメーション …… 59

2 脳神経系

1. 脳室ドレナージ、脳槽ドレナージ、腰椎ドレナージ：圧管理は厳重に …… 61
2. 硬膜下ドレナージ、硬膜外・皮下ドレナージ：オーバードレナージに注意 …… 67

3 心臓・呼吸器系

1. 胸腔ドレナージ：液体や空気を胸腔外に排出する …… 70
2. 縦隔ドレナージ：術後出血を監視し、余剰な体液を排出する …… 74
3. 心嚢ドレナージ：100mL/時以上かつ血性、凝血塊の排液に注意 …… 78

4 腎・泌尿器系

1. 経尿道的内視鏡手術後のドレナージ：血腫、腫瘍、結石などで閉塞しないように注意する …… 82
2. 経尿道的尿管砕石術後のドレナージ：灌流、除圧、治療、固定に対応しよう …… 86
3. 前立腺全摘除術後のドレナージ：ドレーンよりも先にバルーンカテーテルを抜去しない …… 88
4. 膀胱全摘除術後のドレナージ：リーク・出血を早期発見し、滲出液を除去 …… 90
5. 腎摘除術・腎部分切除術後のドレナージ：経路で排液量に差が出る …… 92

5 乳腺・婦人科系

1. 乳がん手術後ドレナージ：術式・範囲によって異なるドレーン管理 …… 94
2. 甲状腺手術後ドレナージ：出血、創部腫脹、乳び漏に気をつけよう …… 97
3. 内視鏡手術後ドレナージ：術後の再出血、ドレーンの閉塞に注目しよう …… 100

6 骨格器系・その他

1. 関節手術後の関節腔ドレナージ：清潔操作で管理しよう …… 103
2. 切開排膿ドレナージ：化膿性膝関節炎は緊急対応 …… 106

参考文献 …… 109
索引 …… 110

編者・執筆者一覧

編者

進士誠一	しんじ・せいいち	日本医科大学付属病院 消化器外科 准教授
鈴木智恵子	すずき・ちえこ	日本医科大学付属病院 副院長／看護部 部長

執筆者（五十音順）

荒井美香	あらい・みか	日本医科大学付属病院 東館2階第2病棟 実習指導者	第1章3 ④
池田恵美子	いけだ・えみこ	日本医科大学付属病院 本館7階N病棟 看護係長	第1章2 ①②
伊藤 良	いとう・りょう	日本医科大学付属病院 内分泌外科 専攻医	第2章5 ②
井上加奈子	いのうえ・かなこ	日本医科大学付属病院 東館2階第2病棟 皮膚・排泄ケア特定認定看護師	第1章2 ⑥
上田純志	うえだ・じゅんじ	日本医科大学付属病院 消化器外科 講師	第2章1 ④～⑦
遠藤勇気	えんどう・ゆうき	日本医科大学付属病院 泌尿器科 講師	第2章4 ①～⑤
大島康史	おおしま・やすし	日本医科大学付属病院 整形外科・リウマチ外科 准教授	第2章6 ①②
上村明子	かみむら・あきこ	日本医科大学付属病院 中央手術室 看護師長	第1章1 ③ 第1章2 ①②
北 友美	きた・ともみ	日本医科大学付属病院 東館2階第2病棟 看護師・実習指導者	第1章2 ③
栗田智子	くりた・ともこ	日本医科大学付属病院 乳腺科 准教授	第2章5 ①
向後英樹	こうご・ひでき	日本医科大学付属病院 消化器外科 病院講師	第2章1 ①
小堤裕美	こづつみ・ひろみ	日本医科大学付属病院 本館9階S病棟 主任看護師	第1章2 ⑤
佐々木 孝	ささき・たかし	日本医科大学付属病院 心臓血管外科 准教授	第2章3 ①～③
佐々木由理	ささき・ゆり	日本医科大学付属病院 化学療法室 主任看護師	第1章2 ①② 第1章3 ③
清水哲也	しみず・てつや	日本医科大学付属病院 消化器外科 准教授	第2章1 ③
進士誠一	しんじ・せいいち	日本医科大学付属病院 消化器外科 准教授	はじめに 第1章1 ①② 第2章1 ②
鈴木智恵子	すずき・ちえこ	日本医科大学付属病院 副院長／看護部 部長	はじめに
長岡竜太	ながおか・りゅうた	日本医科大学付属病院 内分泌外科 講師	第2章5 ②
樋口直司	ひぐち・ただし	日本医科大学付属病院 脳神経外科 病院講師	第2章2 ①②
樋渡由紀子	ひわたし・ゆきこ	日本医科大学付属病院 本館9階S病棟 看護係長	第1章1 ③
福嶋 宏	ふくしま・ひろし	日本医科大学付属病院 中央手術室 主任看護師	第1章2 ④
松下恵美子	まつした・えみこ	日本医科大学付属病院 東館2階第2病棟 看護師長	第1章3 ①
丸山 結	まるやま・ゆい	日本医科大学付属病院 本館5階S病棟 看護係長	第1章1 ③
宮村憂希	みやむら・ゆうき	日本医科大学付属病院 東館2階第2病棟 看護係長	第1章3 ②
山本晃人	やまもと・あきひと	日本医科大学付属病院 女性診療科・産科 講師	第2章5 ③

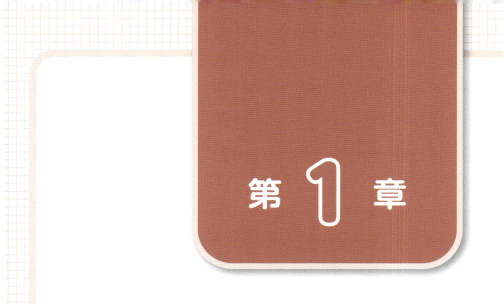

第 1 章

基本編

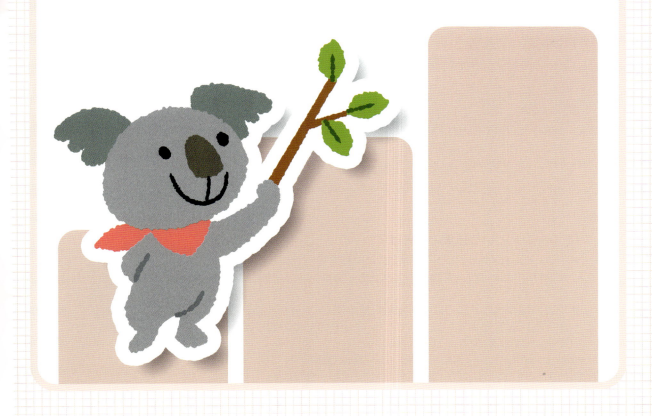

第1章 基本編：1 種類と適応

1 ドレーンは膿・血液・滲出液・消化液などを体外に排出する管のこと

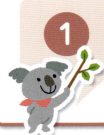

患者さんの体内に貯留した液体を体外に排出する操作をドレナージと呼び、そのために使用する器具をドレナージチューブまたはドレーンといいます。

Point
- ➡ 治療的ドレナージ：感染の原因となる液体をドレーンで体外に排出します。
- ➡ 予防的ドレナージ：術後に滲出液や消化液などの貯留が予想されるときにドレーンを留置します。
- ➡ 情報ドレナージ：術後出血や縫合不全などの合併症をすみやかに知るためにドレーンを留置します。

ドレナージの主な目的は、治療、予防、情報収集

✓ ドレナージの主な目的
- 滲出液や膿などの液体、気体が体内に貯留すると、感染の原因になったり、周囲臓器に影響を与えたりすることがあります。
- ドレーンは体内の貯留物を体外に誘導排出することを目的に使われる管状の医療用材料です。
- 排出する操作をドレナージと呼びます。
- 目的に応じて適切にドレーンを留置、管理することにより治療期間が短縮され、患者さんの肉体的・精神的苦痛を軽減することができます。

観察、確認、報告をしっかりと行いましょう！
- ドレーンから排出される液体の量と性状を定期的に観察し、異常がある場合はすぐに医師に報告しましょう。
- ドレーン周囲の皮膚状態を注意深くチェックして、皮膚の炎症や挿入部に感染の徴候がないか確認しましょう。

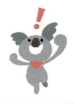

「ドレーン」という言葉の由来は？
- 「ドレーン（drain）」という言葉は"dry（乾かす）"と同じ語源から来ており、意味は"make dry（乾燥する＝水を取り除く）"というところから始まっています。
- 現在の使われ方としては「排水管（排水溝）」を意味することが多く、何か「汚いものを流す」こと、もしくは「そのための通り道」という意味で用いられています。

*参考文献：窪田忠夫. ドレーン総論. Intensivist. 8(3), 2016, 521-5.

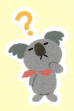

☑ ドレナージの種類

- 主に治療的ドレナージ、予防的ドレナージ、情報ドレナージの3種類があります。

名称	目的	例	抜去の時期や管理
治療的ドレナージ	体内に貯留した血液、滲出液、消化液、膿、空気などを治療目的で排出する。	・水頭症の脳室ドレーン ・気胸の胸腔ドレーン ・閉塞性黄疸の胆道ドレーン ・膿瘍（肝膿瘍、膿胸、腹腔内膿瘍など）のドレーン ・腸閉塞の減圧管 ・尿閉の尿道ドレーン	・ドレナージが不良である場合は、ドレーンの入れ替えを行い、径が太いものに交換したり、ドレナージが有効な位置に留置場所を変える。 ・予防的ドレーンや情報ドレーンより長期に留置されることが多い。
予防的ドレナージ	術後に血液、滲出液、消化液などの貯留が予想される場合、あらかじめ腹腔内や胸腔内の最も有効と思われる位置に留置する。	・心臓手術や胸部手術時の胸腔ドレーン ・腹部手術時の腹腔ドレーン ・整形外科手術時のドレーン ・脳外科手術時の脳室ドレーン	排液の量や性状から抜去の時期を検討する。
情報ドレナージ	術後出血、便汁、消化液（胆汁や膵液）の漏れなどを早期に発見するために留置する。	・肝切除手術時の肝離断面ドレーン ・消化管吻合時の吻合部ドレーン	・術後の経過により抜去の時期は異なる。 ・一般的には合併症のピークを越えてから抜去する。 ・合併症発生時には治療的ドレナージとなる。

ドレーンがどのような目的で留置されているのか、どのような意義があるのか、管理方法はどうなっているのかを考えながら、理解を深めましょう。

（進士誠一）

2 臓器別、ドレーンの名称

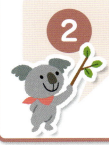

ドレーンはさまざまな状況で、体内の液体などを排出するために使用します。臓器ごとに異なる形状や名称のドレーンがあり、それぞれの目的や特性に合わせて選びます。

Point
- ➡ ドレーンの位置は、X線検査で確認できます。
- ➡ ドレーンの導出経路は、目的により異なります。
- ➡ 解剖学的名称が多いですが、手術操作に由来して呼ばれることもあります。

主なドレーンの目的と働きを理解しよう

- 手術時に留置するドレーンは、手術創から離れた部位から導出します。
- 膿瘍や心タンポナーデなどのときに留置するドレーンは、最も距離が短く、解剖学的

に可能な経路で経皮的に留置し、導出します。
- ドレーンにはX線非透過のラインが入っており、X線検査で位置の確認が可能です。治療経過がよければ排液量は減少しますが、ドレナージ不良による場合はX線検査でドレーンの位置に変化がないかを確認することもあります。
- 留置部位や疾患により、ドレーンの種類や陰圧をかけるか否かが異なります。

主なドレーンの目的と働き

脳室ドレーン
脳室内出血や水頭症の治療などで用います。脳室内の圧力をコントロールし、脳の損傷を予防します。

胸腔ドレーン
胸部手術後や胸腔内外傷、気胸、胸水などの治療に用います。胸腔内は常に陰圧に保たれているため、胸腔ドレーンを挿入しただけでは空気が胸腔内に流入し換気が妨げられます。そこで、胸腔ドレーンの先端を水中に入れ、胸腔に空気が逆流しないように管理します。

心嚢ドレーン
心臓手術後や心嚢液貯留や心タンポナーデの治療に用います。

胆管チューブ
閉塞性黄疸（総胆管結石、膵がん）の治療、胆道手術後に用います。内視鏡下もしくは経皮経肝的に留置します。

膵管チューブ
膵手術後などに用います。膵液は消化酵素を含むアルカリ性の液体であるため、チューブの閉塞などでドレナージが不良になると、膵液が腹腔内に貯留し腹腔内感染が発生するリスクが高まります。

腹腔ドレーン
腹部手術後や腹水の治療などに用います。

目的や注意点は、留置部位ごとに異なります。

腹腔ドレーンの留置部位はどこ？

- ドレーンの留置部位は解剖学的名称が用いられることが多いです。

消化器外科の手術では消化液が腹腔内に広がらないように、消化管吻合部の近くや実質臓器の切離部付近に留置することがあり、「吻合部ドレーン」や「〇〇〇離断面ドレーン」などと呼ぶことがあります。

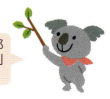

ドレーン留置部位

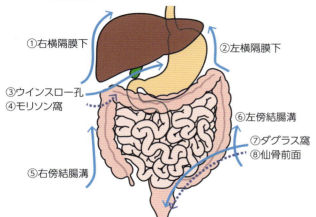

名称	留置部位
①右横隔膜下	肝右葉と横隔膜の間
②左横隔膜下	脾臓と横隔膜の間
③ウインスロー孔	肝十二指腸間膜の背側にある網嚢孔
④モリソン窩	肝臓と右腎臓の間
⑤右傍結腸溝	盲腸～上行結腸と右側腹壁の間
⑥左傍結腸溝	下行結腸と左側腹壁の間
⑦ダグラス窩（直腸子宮窩）	直腸と子宮の間（男性での膀胱直腸窩を便宜的にダグラス窩と呼ぶことがあります）
⑧仙骨前面	仙骨の前面

（進士誠一）

第 1 章 基本編 ： 1 種類と適応

3 ドレーンの原理とチューブの種類を知ろう

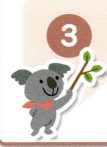

ドレーンには、受動的ドレーンと能動的ドレーンがあります。また、チューブの種類としてペンローズ型、チューブ型、サンプ型などがあります。それぞれの特徴を知ったうえで、ドレーン管理を適切に行いましょう。

Point
- ➡ 受動的ドレーンでは、液体が外部からの力なしで管内を移動します。
- ➡ 能動的ドレーンは、吸引器に接続し陰圧をかけることで排液します。
- ➡ ドレーンの種類に応じて、特徴や注意点をしっかりと把握したうえで対応します。

受動的ドレーン

- 外部から力を与えなくても、液体が管内を移動する仕組みを生かしています。

☑ サイフォンの原理
- 隙間のない管を利用して、液体を移動させます。

  > 液面と管の位置に差がある場合、管内が液体で満たされていたら、液体は低いほうに流れます。

☑ 毛細管現象
- 細い管の内側を液体が上昇する現象を利用して、液体を移動させます。

  > 液体に布製のひもをつけると、ひも伝いに液体が上昇します。

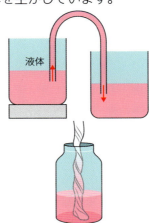

☑ 排液バッグ
- 受動的ドレーンであり、自然圧で排液します。

主な使い方
- 使用前にドレナージストッパーで排液チューブが閉じていることを確認します。
- 逆流防止機能は付いていないため、必ずドレーン挿入部より低い位置に設置します。

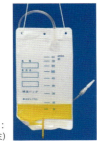

（画像提供：SBカワスミ）

能動的ドレーン

- 能動的ドレーンは、吸引器に接続し陰圧をかけることで排液します。

☑ J-VAC®サクションリザーバー

主な使い方
- バネの復元力を用いて吸引します。
- 術後、創部の血液、破壊組織、滲出液などを吸引し、体外に排出・貯留します。
- 能動的ドレーンであり、サクションリザーバーを作動させ、排液量を測定します。

サクションリザーバー（スタンダード型）

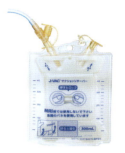

（画像提供：ジョンソン・エンド・ジョンソン株式会社）

磁性体のスプリングを使用しているため、MRIでは使用できません。

サクションリザーバー（バルブ型）

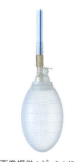

（画像提供：ジョンソン・エンド・ジョンソン株式会社）

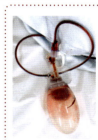

逆流防止弁が組み込まれているため、液体が逆流しません。

☑ マルチチャネル ドレナージ ポンプ

フラップ型

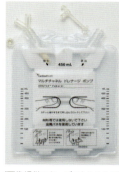

（画像提供：カーディナルヘルス）

主な使い方
- 両手で圧縮してロックし、フラップ操作で吸引を開始します。
- 排出口を開けた状態で印字された指の位置に親指を合わせ、中央部をカチッと音がするまで強く押し、ロックします。
- 排液口を閉めて底部を手前に折り曲げ、真空パックのような状態になれば、正しく陰圧がかかっています。

吸引圧は比較的高く、逆流防止弁が組み込まれています。

磁性体のスプリングを使用しているため、MRIでは使用できません。

バルブ型

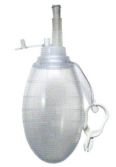

シリコンリザーバー
（画像提供：カーディナルヘルス）

主な使い方
- シリコンリザーバーを凹ませて、リザーバーの復元力で陰圧をかけます。
- 排出口を開けて握るように圧縮して凹ませ、排出口を閉じます。
- 片手で簡単に貯留物を廃棄したり、圧縮操作を行えます。
- 金属を使用していないため、緊急時のMRIでも使えます。

☑ クリオドレーンバッグ®システム

- 体内（腹腔内、皮下など）に留置し、重力または陰圧により、手術後の血液、膿、滲出液、消化液、空気などを除去します。
- カテーテルと吸引器を組み合わせて、排液・排気します。

主な使い方

- ゴム球を凹ませて、復元力で超低圧吸引をかけます。

> ゴム球の凹みがなくなると、陰圧がかかりません。

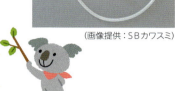
（画像提供：SBカワスミ）

> 凹みが小さくなってきたら、再度凹ませましょう。

> 超低圧吸引のため、ドレーン挿入部より低い位置に設置します。

☑ SBバック

- 体内に留置したドレナージチューブを通して、創部の血液、膿、滲出液、消化液、空気などを除去・減圧します。

主な使い方

- バルーンの復元力（拡張力）を活用して、陰圧により吸引を開始します。
- 低圧吸引のため、ドレーン挿入部より低い位置に設置します。
- 吸引ボトル内に排液が移行するのを防ぐため、立てた状態で使用します。

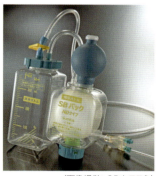
（画像提供：SBカワスミ）

> 排液量が多くなると、吸引圧が低下してしまいます！　排液をためすぎないように気をつけましょう。

> バルーンがしぼむと陰圧がかからないので、しぼんできたら再度膨らませましょう。

☑ チェスト・ドレーン・バック

- 吸引器に接続し陰圧をかけて、能動的に排液します。
- 胸腔ドレーンに接続し、胸腔から血液、空気、膿状分泌物を除去します。

主な使い方

- 患者さんの胸部より低い位置に、床面に対して垂直になるように設置します。
- 吸引圧制御ボトルへ注水し（吸引圧設定）、排液ボトルの水封室に注水します。
- ボトル内の気密を確認してから、コネクタとドレーンを接続・固定します。
- 吸引を開始し、終了後は排液ボトルを交換します。

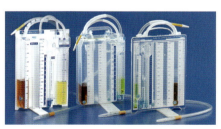
（画像提供：SBカワスミ）

> 胸腔排液用装置です。気密の確認は、使用開始時、ボトル交換時、自然ドレナージの際にも必ず行います。

> 設定した吸引圧で動いているかどうかを常に確認しましょう！

ウォーターシール現象

ドレーンバックのウォーターシール（水封）部に滅菌蒸留水を入れ、吸引圧をかけずに胸腔への空気の逆流を防ぎます。

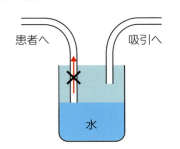

胸腔ドレーンバックは、ウォーターシール現象を利用しています。

空気が患者側に逆流しないようにします。

ドレーン・チューブの種類

☑ 開放式ドレーン

ペンローズドレーン
- 毛細管現象を利用して、ドレナージします。
- フィルムでできており、やわらかい性状のため、患者さんへの負担が軽減します。

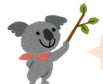

粘稠な排液では、内腔がつぶれやすく入れ替えや洗浄も困難です……。

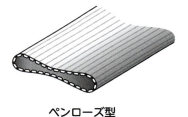

ペンローズ型

☑ 半閉鎖式ドレーン

チューブドレーン
- 洗浄しやすく、入れ替えが容易です。
- 粘稠（ねんちゅう）な排液でも利用できます。
- 感染・汚染しにくいです。

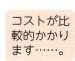

ストロー状のドレーンです。多数の溝があって、毛細管現象が起こります。

コストが比較的かかります……。

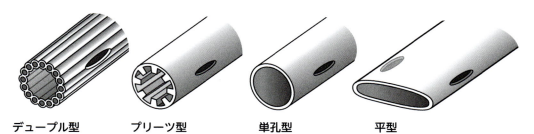

デュープル型　　プリーツ型　　単孔型　　平型

> **サンプドレーン**

- 排液量が多いときや、血性の高い排液で適応となります。持続洗浄もできます。
- ダブルまたはトリプルルーメンのドレーンです。
- 外気を取り入れつつ吸引するため、詰まりづらいです。

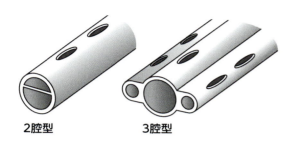

2腔型　　3腔型

管壁にある1〜2本の副管から外気が入るため、閉塞しにくく吸引力が持続します（サンプ効果）。

副管が閉塞すると、サンプ効果がなくなってしまいます……。

☑ ブレイクドレーン

- 内腔がなく4本の吸引溝（スリット）でできており、ドレナージ効果が大きいです。
- 一方の腔から外気を導入し、他方から体液をドレナージします。
- 排液量の多いときや、血性の排液などに適しています。
- 検体採取や持続洗浄が可能です。

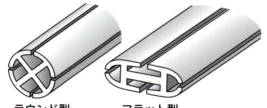

ラウンド型　　フラット型

J-VAC®ドレナージシステムと組み合わせて使います。

広範囲のドレナージを行う際、特に有効です。

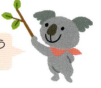

閉塞や事故抜去などのトラブルの可能性があるので、注意します。

日常生活動作（activities of daily living；ADL）が低下してしまうことがあるので、気をつけます。

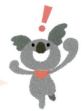

（丸山 結、樋渡由紀子、上村明子）

第1章 基本編　1 種類と適応

第 1 章 基本編 : 2 管理とケア

1 ドレーン管理の基本を覚えよう

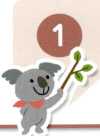

ドレーンの挿入部位、排液の観察、固定方法、皮膚の保護、感染対策、患者指導など、それぞれについて観察・対応の基本ポイントを身につけましょう。

Point
- ➡ 正常・異常を判断するために、ドレーンの名称・目的・挿入部位・長さを覚えましょう。
- ➡ 危険サインに気をつけて排液を観察することで、異常を発見できるようになります。
- ➡ まずは全体を見てから、挿入部・固定部の異常がないかどうかを確認します。
- ➡ 皮膚の保護、感染対策、患者指導では、ドレーンの特徴、患者さんの状況や環境に合わせて行います。

ドレーンの名称・目的・挿入部位・長さを確認する

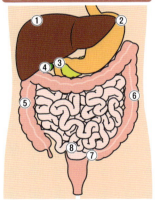

主なドレーンの挿入部位

モリソン窩　ダグラス窩

- ● 主なドレーンの挿入部位を覚えることは、排液の正常・異常を判断するための最初の一歩です。

〈主なドレーンの挿入部位〉
①右横隔膜下　②左横隔膜下
③ウインスロー孔　④モリソン窩
⑤右傍結腸溝　⑥左傍結腸溝
⑦ダグラス窩　⑧仙骨前面

- ●「ドレーンの名称・目的は？」「ドレーンの先端はどこ？」と考えながら、対応します。

腹部の術後はドレーンの数が多いため、混同しないように注意します。

仰臥位では、モリソン窩やダグラス窩などで排液がたまりやすくなります。

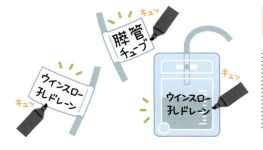

ドレーンの挿入部から排液バッグまでを手で辿って確認します。

手術室からの帰室時などに、執刀医や手術室看護師、手術記録などから確認しておきましょう。

排液バッグやドレーンに挿入部位を明記しておくと、すぐにわかって安心・安全です。2人以上で確認して、記載間違いを防止します。

16

排液を観察して危険サインに気をつける

- 排液の色、性状、量を観察して、排出物の沈着、ドレーンの屈曲、閉塞、逸脱がないかどうかなどを確認します。

バイタルサインも含め、経過観察が必要になります。

☑ 排液の色調

- ドレーンの挿入部位・目的に応じて、正常な色と異常な色を把握しましょう。

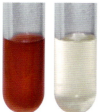 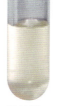 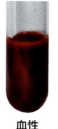 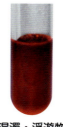

淡血性〜漿液性　　血性　　混濁・浮遊物

急激な色の変化には特に注意しましょう！混濁・浮遊物があれば、感染を疑います。

☑ 排液の性状

- サラサラの場合 ▶ 漿液性（しょうえき）といい、おおむね安定しています。
- ネトネトの場合 ▶ 粘稠性（ねんちゅう）といい、組織の混入、炎症などが疑われます。
- 便臭がある場合 ▶ 下部消化管の損傷、縫合不全などが考えられます。
- アンモニア臭がある場合 ▶ 尿管損傷などが考えられます。

☑ 排液の量

- 各種ドレーンの正常な量、異常な量をそれぞれ確認しておきます。
- 術後の血性排液の増加時は出血を考え、減少時はドレナージされているかどうかを確認します。

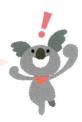

- 急激な増減は、危険サインです！
- 正常／異常な量について、「ドレーン名×排液量」の組み合わせで調べましょう。

危険サインの例
腹腔ドレーンの場合、術後1時間で100mL以上の血性排液は術後出血のサインです。

抜去の目安
腹腔ドレーンの場合、100mL/日以下で、性状に異常がないこと。

排液が効果的に行われているか確認する

- 排液が効果的に行われているかに注意して、観察します。

- 体腔ドレーンの場合：排液量の急激な減少がないか？
- 胸腔ドレーンの場合：呼吸性変動はあるか？

挿入部・固定部に異常がないか確認する

- まず全体を見てから、ドレーン挿入部や固定部を観察して、異常がないかどうかを確認します。

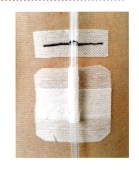

> **体位変換時などの注意点**
> - ねじれ、たるみ、屈曲、引っ張られ感がないか？
> - ドレーンが体の下敷きになっていないか？
> - 排液バッグの位置は適切か？

☑ ずれ

- 皮膚とドレーンにテープを貼り、マーキングしておくと、挿入部・固定部のずれに気づけます。

☑ 脱落・埋没・排液の漏出

- 脱落・埋没・排液の漏出が起こって、テープが剥がれていないかどうかを観察します。

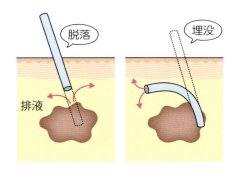

特に短く切ったドレーンに気をつけます。

> **発見・予防のポイント**
> - 刺入部やテープの固定部にマーキングをしておくと、最初に固定された部位から動いていないかどうかを確認しやすいです。
> - 管理しているドレーンの状態がわかるように、マーキングがあることを看護記録に残し、情報を共有しましょう。

> **チェックポイント**
> - ドレーンが屈曲・閉塞していないか。
> - 自然抜去や迷入などが起きていないか。
> - 患者さんが苦痛にならない部位かどうか。
> - 患者さんの状態に応じた固定方法になっているか。

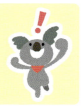

（佐々木由理、池田恵美子、上村明子）

第1章 基本編 ② 管理とケア

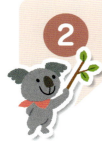

② ドレーン固定の手技を身につけよう

ドレーンを固定するときは、しっかりとテープで固定するとともに、ドレーンが皮膚に接触することによるスキントラブルを予防し、体位変換などで張力が生じないように、ゆとりをもたせることが大切です。固定時には感染予防や患者指導もしっかりと行いましょう。

Point

- ➡ ドレーンを適切に固定、貼付、剥離して、スキントラブルを予防します。
- ➡ ドレーンやバッグが引っ張られることがないように、注意します。
- ➡ ねじれ、屈曲、体の下敷きによる閉塞や体への圧迫がないようにします。
- ➡ 患者が不自由さを感じないよう配慮して、抜去や感染を防ぎます。

ドレーンの固定方法

- テープ（フィルムドレッシング材）と皮膚の間に隙間があったり、テープとドレーンの接着面積が小さいと、ドレーンがテープの下で動き、固定が不十分となり抜去リスクが高まります。
- テープが短いと、引っ張って貼ってしまい、テープの特徴である伸縮性によって皮膚に緊張がかかり、発赤や緊張性水疱形成が起こりやすいため、注意します。
- ドレーンの圧迫によるスキントラブル（皮膚障害）を防ぐため、テープはΩ型留めによりドレーンを包むように固定します。
- テープはドレーンを少し浮かすかたちにして、皮膚から1cm離して固定できる十分な長さにして貼付することで、皮膚の緊張を防止できます。

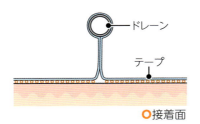

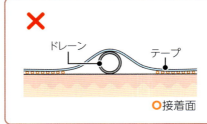

テープが短く、テープと皮膚の間に隙間があると、接着面積が小さいため、皮膚も汚染されてしまいます。

テープの粘着部分でドレーンを留めることができ、力が加わってもテープが剥がれにくいです。

スキントラブルを起こしやすい患者さんでは、術直後にドレーンの固定を十分に確認します。

密着のコツ

固定前に皮膚を清潔にし、テープかぶれしやすい場合は被膜剤を活用します。ドレーンを包むように密着させて固定し、テープに1cmほどのあそびをもたせて、接着面を広くします。

ドレーン固定時の主な注意点

- 固定テープの選択に問題がないかどうかに注意します。
- ドレナージバッグは種類により、挿入部位よりも低い位置に留置する必要があります。
- 正しい固定・貼り方や剥がし方をしているかどうかを確認します。
- 挿入部以外でずれないように、確実に固定します。

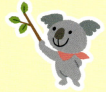

スキントラブル・抜去の防止

☑ スキントラブルの防止

- 皮膚の弱い患者さんの場合は、滲出液で刺激を与えていないかを特に観察します。
- ドレーン刺入部で感染が起こった皮膚やテープ貼付下の皮膚は、蒸れたり、かぶれたりするため、注意して観察します。

> 皮膚が汚染した状態でテープを貼付すると固定力が低下してしまい、事故抜去が起こるリスクがあるため、気をつけましょう。

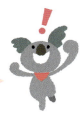

- テープの角を丸めて切り落とし貼付することで、テープを剥がれにくくし、スキントラブルも防ぎます。

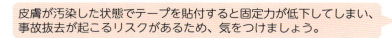

テープ貼付時の注意点

テープの特性であるもとに戻ろうとする力が働くと、皮膚が引っ張られてスキントラブルにつながってしまいます。また、テープに角があるままで貼付すると、衣服などの外部の摩擦により角から剥がれやすくなってしまいます。

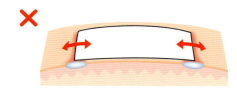

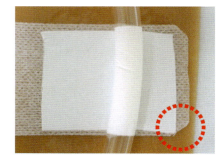

> このように貼ると、スキントラブルにつながります……。

☑ 事故抜去の防止

- 切り込みを入れたテープで補強し、体動やドレーンの重さによって剥離が起こらないようにします。

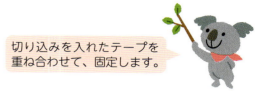

切り込みを入れたテープを重ね合わせて、固定します。

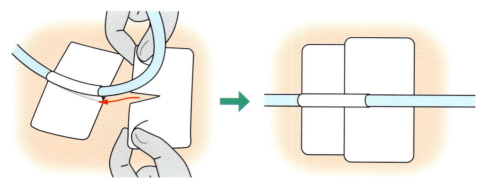

- 余裕をもたせて固定する部位では、ドレーンが自然にカーブを描くように医療用バンドで固定します。

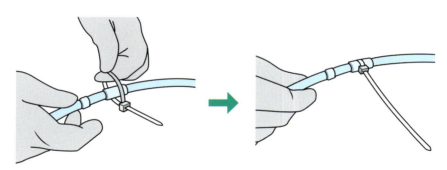

接続部の固定を強化する

胸腔ドレーンや心臓ドレーンなどでは、結束工具を使って硬いチューブの接続部の固定を強化します。

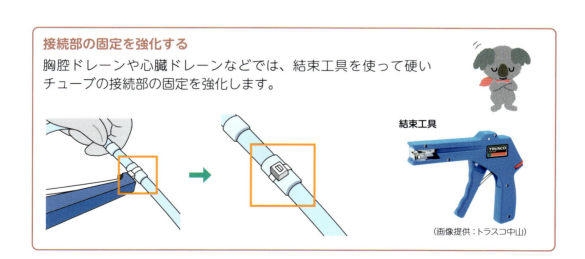

結束工具

（画像提供：トラスコ中山）

ドレーン固定時の感染対策

- ドレッシング材で汚染がないかを確認します。
- 排液などで汚染されたドレッシング材をそのままにしておくと、感染の原因になります。周囲の皮膚がふやけてスキントラブルの原因にもなるため、気をつけましょう。

特に頭蓋内ドレーンでは、細菌が頭蓋内にわずかに侵入しただけでも重篤な髄膜炎を引き起こすリスクが高くなるため、厳重に管理しましょう。

患者指導

- 急性期、離床期、退院期など、患者さんの状況に応じて指導します。
- ドレーンが抜けたり、感染したりしないように、注意するよう指導します。
- 指導時は、患者さんが不自由さを感じないように、できるだけ配慮します。
- 生活環境を整え、ケアや指導によって脱落や感染を防ぎます。

ドレーンの特徴や患者さんの日常生活を把握して、対応します。

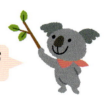

（佐々木由理、池田恵美子、上村明子）

第 1 章 基本編 ： 2 管理とケア

3 感染予防を確実にするチェックポイント

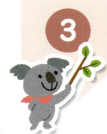

ドレーンは人間にとって異物であるため、体内に挿入することで感染のリスクが高まってしまいます。感染予防のためのチェックポイントを押さえながら管理・観察を行うことで、感染対策を万全にしましょう。

Point
- ➡ ドレーン管理では、刺入部感染と逆行性感染に注意します。
- ➡ 刺入部感染に対しては、刺入部の状態、滲出液や排膿の有無を観察して早期発見を心がけます。
- ➡ 逆行性感染に対しては、排液バッグの位置がドレーン挿入部位よりも高くならないように設置します。

ドレーン管理における感染リスクと感染の種類

☑ ドレーン留置に伴う感染リスク
- ドレーンは人体にとっては異物なので、挿入自体が感染源となったり、逆行性感染のリスクを高めたりします。
- 排液の排出効率を高めて、体内への停滞による感染を予防する必要があります。

性状とととともに、感染徴候（排膿、発赤、腫脹、熱感、疼痛など）の有無も観察します。

☑ ドレーン管理で起こる感染
- **刺入部感染**：皮膚の常在菌などがドレーン刺入部から侵入して、感染が起こります。
- **逆行性感染**：排液がチューブ内を逆行し、ドレーンの外壁や内腔を伝って表在菌が体腔内に侵入することで、感染が起こります。

ドレーン・チューブの刺入部感染

☑ 主な注意点
- 刺入部の感染が起こると、痛みにより離床の妨げになることがあります。
- 皮下膿瘍の形成や逆行性感染の原因となり、全身状態が悪化してしまうことがあります。
- 勤務開始時や終了前には、必ずドレーン刺入部の状態（発赤・疼痛・腫脹・熱感の有無）、滲出液や排膿の有無を観察し、刺入部の感染の早期発見を心がけましょう。

正常な刺入部

正常な刺入部はこのようになっています。

23

- 患者さんが検査などで動いた後や痛みを訴える場合なども、異常がないかどうかを適宜観察します。

☑ 予防・対応

- ドレーン刺入部周囲の皮膚が膿や体液で汚染された場合は、ガーゼを交換したり、必要に応じてパウチングしたりして、皮膚を清潔に保つことで感染を予防します。
- ドレーン刺入部に異常が見られたときは医師に報告し、処置を必要とするかどうかなど指示を確認します。

滲出液や膿が皮下に貯留した場合は、切開して排出する必要があり、抗菌薬投与が必要になることもあります。

- ドレーン刺入部に変化があった際には、看護記録に残します。

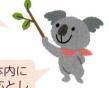

勤務交代時や患者さんが他病棟から移動してくる際などは、複数の看護師で確認し、変化の早期発見に努めましょう。

- ドレーン刺入部の発赤や痛みが強い場合、熱感や腫脹、排膿を伴う場合などは感染を疑います。

ドレーン刺入部の発赤は、異物が体内に挿入されていることによる正常反応としてよく見られます。異常反応との判別を意識して、観察しましょう。

ドレーン・チューブ、排液バッグからの逆行性感染

☑ 主な注意点

- 逆行性感染は、排液バッグがドレーン刺入部より高い位置にあったり、排液で満杯になっていたりして、チューブ内を排液が逆流することで起こります。

排液が多い場合は、満杯になる前に適宜廃棄しましょう。

排液バッグは患者さんの体より高い位置に設置しない

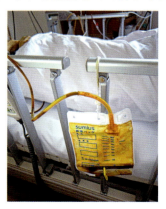

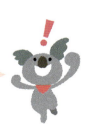

ベッドの柵に直接ドレーンをひっかけてしまうと、排液バッグが患者さんの体より高い位置に設置されてしまい、効果的なドレナージができません。逆行性感染も起こりやすくなるため、注意しましょう。

☑ 予防・対応

- ドレーン周囲の清潔を保ち、ドレーン接続の外れや、排液バッグ下部の排液口が床に着かないように注意します。

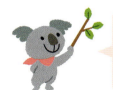

> ドレーンをベッドに設置する場合は、患者さんの体より低い位置に排液バッグを設置します。ベッド柵よりも低い位置に設置し、排液口が床に接触しないように工夫します。

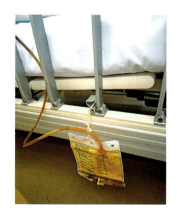

- ドレーンと膀胱留置カテーテルが同時に留置されている場合は、交差しないように設置し、できるだけ離して管理します。
- 排液を廃棄するときは、スタンダードプリコーションを実施し、排液バッグごと廃棄します。
- 患者さんごとに新しい手袋、エプロンに必ず交換します。
- 排液の廃棄前後は、排液バッグの排液口をアルコール綿で拭きます。
- 患者さんが離床するときや点滴スタンドに排液バッグを設置するときには、挿入部位よりも高い位置にならないように設置します。

> 患者指導でも、排液バッグが挿入部位よりも高い位置にならないように注意するよう伝えます。

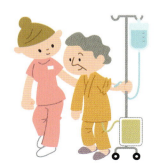

発熱などが見られたらどうする？

ドレーン挿入中の患者さんに発熱などが見られた場合は、ドレーンの逆行性感染の可能性も考えましょう。逆行性感染により膿瘍などの体腔内深部感染を起こした場合は、ドレーンの入れ替え、膿瘍腔の洗浄、ドレーンの持続吸引、抗菌薬投与などの処置が必要になることがあります。患者さんの状態に変化が見られたら、医師にすみやかに報告しましょう。

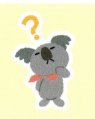

（北 友美）

第 1 章 基本編 : 2 管理とケア

4 主要ドレーンの排液、正常／異常な色調・性状一覧

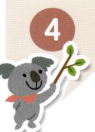

ドレーンの挿入部位・目的により、正常・異常の基準が異なります。ドレーン排液の色調・性状の変化をしっかりと理解して、手術後の合併症の早期発見につなげましょう。

Point
➡ ドレーン排液の正常な色調変化は、血性から淡血性、漿液性へと変化します。
➡ 感染原因の除去が目的であれば、混濁した膿液性から漿液性へと変化します。
➡ 異常を発見したら、適切に対応するとともに、すぐに医師に報告します。

ドレーン排液の正常／異常な色調・性状

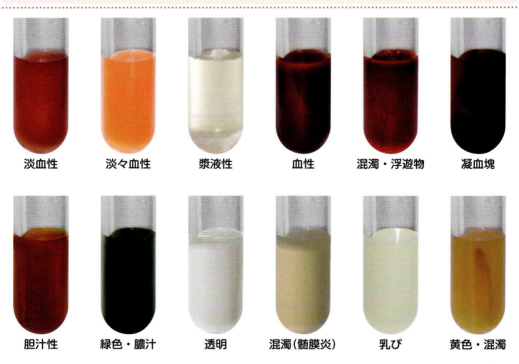

淡血性　淡々血性　漿液性　血性　混濁・浮遊物　凝血塊
胆汁性　緑色・膿汁　透明　混濁（髄膜炎）　乳び　黄色・混濁

※写真は参考イメージです。

異常に気づけるように、さまざまな色調・正常の変化を知って、しっかりと観察しましょう。

主な排液の正常／異常な色調・性状一覧

器官・部位		正常	異常	▶	原因(可能性)
消化器系	胃	淡血性〜漿液性	血性	▶	出血
	大腸		血性	▶	出血
			混濁・浮遊物	▶	縫合不全・感染
	膵臓		血性	▶	出血
			混濁・浮遊物	▶	感染
			胆汁性	▶	胆汁瘻
	肝臓		血性	▶	出血
			混濁・浮遊物	▶	感染
	胆管	胆汁性	漿液性	▶	チューブの逸脱
			緑色・膿汁	▶	感染
	経鼻胃管	緑がかった腸液様	血性	▶	出血
脳神経系	脳室	血性〜淡黄色(脳室内出血、くも膜下出血)	血性	▶	出血
		混濁(髄膜炎)	白濁・黄色	▶	感染
	硬膜外	血性〜漿液性	血性	▶	出血
			透明	▶	髄液漏
	腰椎		血性	▶	出血
			透明	▶	髄液漏
心臓・呼吸器系	胸腔	淡血性〜漿液性	血性	▶	出血
			混濁・浮遊物	▶	感染
			膿様	▶	縫合不全
			エアリーク	▶	縫合不全
	縦隔		エアリーク	▶	ドレーン逸脱
	心嚢	淡血性〜漿液性	血性	▶	出血
			凝血塊	▶	心タンポナーデ
腎・泌尿器系	腎臓	淡血性〜淡黄色	血性	▶	出血
	尿管		尿様	▶	尿の流出
	膀胱				
	尿道				
	腎瘻				
	尿道				
乳腺・甲状腺	乳房	淡血性〜漿液性	血性	▶	出血
	甲状腺		乳び	▶	乳び漏
骨格器系・その他	関節腔	淡血性〜漿液性	血性	▶	出血
	切開排膿(変形性膝関節症)	黄色・透明液	黄色・混濁	▶	感染

第1章 基本編

2 管理とケア

血性の排液は術後出血の可能性に要注意

☑ 術後出血の危険サイン

- 術直後は淡血性の排液ですが、徐々に漿液性に変化します。
- 術直後の場合、100mL/時以上の血性排液は術後出血を疑います。
- すぐに医師へ報告し、バイタルチェックを行います。
- 輸血、緊急手術になる可能性があることを考慮します。
- ドレーンの刺入部から出血の可能性もあるため、刺入部もよく観察します。

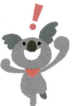

> 淡血性、漿液性でも排液量が多ければ脱水をきたすため、補液が必要になります。

> 体表手術の場合、血性排液が急激に減って手術部位が腫脹してきたら、血液によるドレーンの閉塞の可能性が高いです。

混濁した排液は感染の可能性に要注意

- ドレーンの排液のグラム染色と培養、血液培養を行い、起炎菌を特定します。
- 膿性の排液は体腔内膿瘍が疑われるため、抗菌薬治療や緊急ドレナージ手術を考慮します。
- 腸液が排液される場合は、縫合不全や消化管穿孔が疑われるため、緊急ドレナージ手術を考慮します。
- 排液から便臭がしたり、排液が便汁様になったら、縫合不全を疑います。
- 膵液瘻の場合は、灰白色〜褐色〜ワインレッドまで、さまざまな性状を呈するため、色調から感染か腹腔内出血かについて判断します。

> ドレーン刺入部の皮膚の発赤がないかどうかにも注意します。

自信がつく！ ドレーン排液の観察・対応のポイント（腹腔ドレーンの場合）

- ドレーンの排液が急激に減少した場合は、ドレーンの屈曲や凝血塊による閉塞を疑います。
- ドレーンの排液が200mL/日以下で漿液性であれば、抜去します。
- ドレーンの排液が200mL/日以上で漿液性であれば、腹水を疑います。
- ドレーン排液の血液生化学検査の所見で診断することがあります。

> 必要時にはミルキングを行い、改善しなければ医師へ報告します。

> 利尿薬投与、塩分制限、ドレーン抜去＋ドレーン孔縫合を順次行います。

血液生化学検査の異常
- 出血の場合は、ヘモグロビン値が上昇します。
- 感染、膿瘍の場合は、白血球数が上昇します。
- 胆汁瘻の場合は、ビリルビン値が上昇します。
- 膵液瘻の場合は、アミラーゼ値が上昇します。
- 乳び漏の場合は、中性脂肪値が上昇します。

（福嶋 宏）

第1章 基本編 : 2 管理とケア

5 安心・安全なドレーン管理のために、観察すること

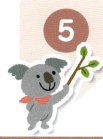

ドレーンの閉塞・屈曲にはさまざまな原因がありますが、しっかりと観察することで予防することができます。閉塞・屈曲を予防するためにチェックポイントをしっかりと覚えて、気をつけて観察しましょう。

Point
- ➡ ドレーン・チューブのねじれ・圧迫・屈曲の有無に気をつけます。
- ➡ 排液バッグの設置（位置・環境）が適切かどうかを確認します。
- ➡ 排液量の急な減少など異常がないかに注意します。
- ➡ 胸腔ドレーンでは、呼吸性変動の有無にも観察します。

ドレーン・チューブのねじれ・圧迫・屈曲

☑ **ドレーンがテープで圧迫されず、排液が誘導されやすい位置に固定されているか？**
- 体動などで圧迫されないように、気をつけて固定します。
- 体位変換時後などに、気をつけて観察します。

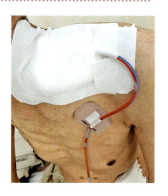

テープ交換時などは、圧迫しないように注意します。

ドレーンの圧迫に気をつけましょう

ドレーンが圧迫されて閉塞すると、排液がバッグ内に流れなくなってしまいます。

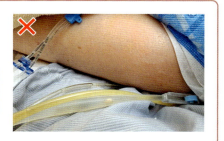

排液バッグの位置・環境

☑ **ドレーンの排液バッグの位置が挿入部よりも下にあるか？**
- 排液は上から下に重力で流れていきます。

- 屈曲やねじれがあるとうまく排液されず、閉塞の原因となります。

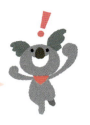
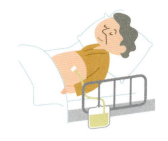

> ドレーンの位置によっては寝衣のゴムなどで屈曲することがあるため、注意します。

☑ ドレーン管理を行いやすい環境になっているか？

- 術後はドレーンだけでなく、さまざまなデバイス類が多数、患者さんに装着されています。
- ドレーンやほかのデバイス類の整理を行い、ドレーンの管理が行いやすい環境をつくります。

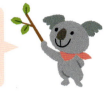

> 整理して観察しやすくすることで、異常の早期発見につながります。

排液量の急激な減少

☑ ドレーンの排液が急激に減少していないか？

- 排液量が急激に減少した場合は、ドレーン閉塞などの可能性があります。

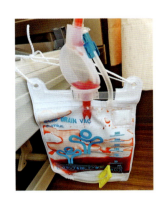

> 日々の排液量の把握も大切です。

呼吸性変動の有無

☑ ウォーターシール（水封）内の水が呼吸で上下するか？

- 胸腔ドレーンは、ウォーターシール（水封）ドレーンで管理しています。

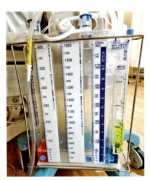

> 水封部の呼吸性変動がなくなったら、ドレーン閉塞などの可能性があります。

> 気泡が出ていたら、エアリークの可能性があります。

（小堤裕美）

第 1 章 基本編 : 2 管理とケア

6 皮膚の観察・保護をして、スキントラブルを予防しよう

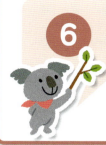

手術後は全身状態や創部の観察に目を向けがちですが、全身の皮膚の観察も大切な術後管理の一つです。皮膚をしっかりと観察して保護し、対策をすることで、スキントラブルを防ぎましょう。

Point
➡ サージカルテープ類による刺激から皮膚を保護します。
➡ 医療関連機器褥瘡（medical device related pressure ulcer；MDRPU）を予防します。
➡ 創部やドレーン挿入部からの滲出液から皮膚を保護します。

テープの貼付・固定・剝離に工夫をして、皮膚を保護する

☑ 被膜剤と剝離剤

- サージカルテープ、被覆材などは粘着力が強いものも多く、剝がすときにテープによる皮膚裂傷を起こしやすいです。
- 貼る前に被膜剤、剝がすときに剝離剤を使用し、スキン-テア（皮膚裂傷）を予防します。
- サージカルテープでガーゼ類を固定・剝離するときにも、皮膚への刺激を緩和するために被膜剤と剝離剤を使います。
- 被膜剤は、皮膚とサージカルテープ類との間に薄い膜をつくることで剝離刺激を軽減し、皮膚への刺激をやわらげてくれます。また滲出液や排泄物などが皮膚に直接触れるのを軽減することで、スキントラブルの可能性を軽減できます。
- 剝離剤は、サージカルテープ類の粘着力を弱め、皮膚から剝がしやすくして、剝離刺激を軽減します。

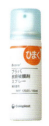
ブラバ™皮膚被膜剤スプレー
（画像提供：コロプラスト）

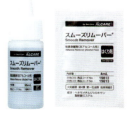
スムーズリムーバー®
（画像提供：アルケア）

サージカルテープは、剝がし方によって皮膚裂傷を起こす可能性があるため、気をつけます。ポリウレタンフィルム材は、サージカルテープとは剝がし方が違うため、注意します。

使用前には、患者さんの皮膚の状態を観察しましょう。

貼付前の注意
皮膚の浸軟、浮腫、黄疸、また特に高齢者では皮膚が菲薄化し脆弱になっているため、少しの刺激によりスキントラブルを起こす可能性があります。

31

☑ **貼付・固定・剥離の工夫**

① 皮膚とサージカルテープ・被覆材の間に使用します。

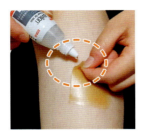

② サージカルテープを貼るときは、ガーゼ中央から両サイドに軽く押さえながら、皮膚と密着させて固定します。

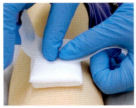 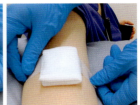

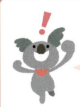 片側から固定すると、テープが元に戻ろうとする力に皮膚が引っ張られ、水疱ができやすくなります。

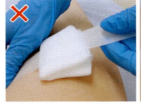 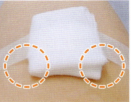

③ サージカルテープを剥がすときは、剥がす周囲の皮膚を押さえながら、皮膚に対してサージカルテープの角度を90°以上つけて剥がします。

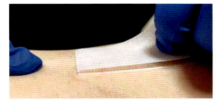 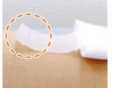

 サージカルテープの端は皮膚と密着するため、剥がれにくいときがあります。事前にテープの端を折り返しておくことで、剥がしやすくなります。

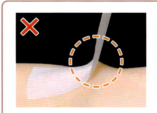

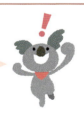 勢いよく剥がしたり、角度をつけずに剥がすことで皮膚刺激が強くなり、表皮剥離などのスキントラブルを起こす要因となってしまいます。

④ ポリウレタンフィルム材は、サージカルテープと違い、皮膚と平行になるように引っ張りながら剥がします。

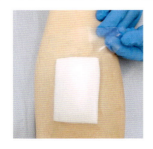 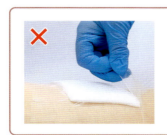

 サージカルテープとは異なる剥がし方です！

ドレーンなどの医療機器による圧迫から皮膚を守る

- 手術後はさまざまな医療機器を装着しているため、医療機器による圧迫で医療関連機器褥瘡（MDRPU）のリスクがあります。
- 術後の排液ドレーンや弾性ストッキングなど皮膚に触れるものを装着する際に、皮膚への圧迫を避けるための対策をします。

> 排液ドレーンや排液バッグの位置、モニターのリードなど、さまざまな医療機器によってMDRPUのリスクがあります。全身状態の観察とともに、皮膚も観察して、医療機器を整理しましょう。

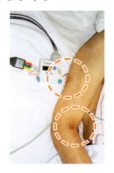
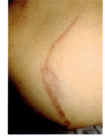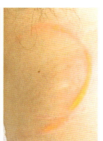

ドレーンによってできたMDRPU

医療関連機器褥瘡（MDRPU）

医療関連機器による圧迫で生じる褥瘡を、医療関連機器褥瘡（medical device related pressure ulcer；MDRPU）といいます。ギブス、シーネ、医療用弾性ストッキング、気管内チューブ、非侵襲的陽圧換気（non-invasive positive pressure ventilation；NPPV）、膀胱留置カテーテル、抑制帯、間欠的空気圧迫装置など、MDRPUが起こる要因はさまざまです。

※旧名称は、「医療関連機器圧迫創傷」でした。日本褥瘡学会では、「医療関連機器による圧迫で生じる皮膚ないし下床の組織損傷であり、厳密には従来の褥瘡すなわち自重関連褥瘡（self-load related pressure ulcer）と区別されるが、ともに圧迫創傷であり、広い意味では褥瘡の範疇に属する」と定義しています*。

*参考文献：日本褥瘡学会編．"医療関連機器圧迫創傷の定義"．ベストプラクティス 医療関連機器圧迫創傷の予防と管理．東京，照林社，2016，6．

医療関連機器褥瘡（MDRPU）を予防する

- コネクター部分を不織布で保護したり、シリコンジェルシートやクッション・ドレッシング材を創傷被覆材として使用し、皮膚への圧迫を防ぎます。

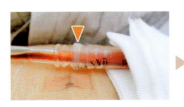 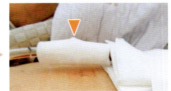 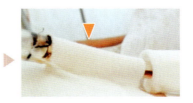

> コネクター部分は、ドレーン・チューブの部分より硬くなっているので、気をつけましょう。ドレーン・チューブをそのまま固定すると、テープによって押さえつけられ、MDRPUが起こってしまいます。

> ドレーン類はテープをΩ型留めをして、皮膚からドレーンを浮かすようにして固定しましょう。

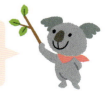

- クッション・ドレッシング材を使うことでも、MDRPUを予防できます。

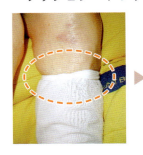 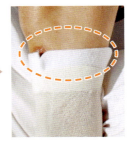

必要な大きさにカットして使えて、重ね貼りもできるため、いろいろな工夫ができます。

排液の刺激から皮膚を保護する

- 消化器からの排液は消化酵素を含むため、皮膚に触れるとスキントラブルが起こりやすいです。
- 排液が長時間皮膚に触れることで、びらんや潰瘍を起こし、疼痛が生じてしまいます。
- ドレーンからの排液漏れやスキントラブルの悪化は、患者さんのQOLを低下させます。
- 滲出液によるスキントラブルの予防、悪化を防ぐことが大切です。

☑ 滲出液によるスキントラブルのリスク

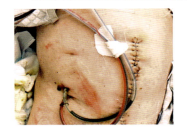

ガーゼに排液ドレーンから漏れ出た滲出液が付着しています。スキントラブルを起こす可能性があるため、早急な対策が必要です。

☑ ドレーン脇からの漏れによるスキントラブル

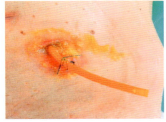 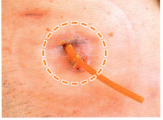

膵液や胆汁などの排液が皮膚に付着すると、スキントラブルが起こりやすくなります。

☑ 保護したガーゼの形に沿ったスキントラブル

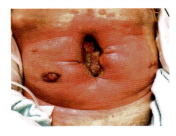

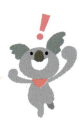
排液量によっては、ガーゼで保護するときにガーゼに吸収された排液が皮膚に触れてしまい、ガーゼの形に沿ってスキントラブルが起こることがあります。

パウチングにより皮膚を保護する

- 排液量が多い場合は、瘻孔ドレナージ用やストーマ袋を使って排液を回収するパウチングという方法も検討します。

パウチング施行の判断基準
- 排液が100mL/日以上を超える瘻孔になっている。
- ガーゼ交換が3回/日以上ある。
- 排液に異臭がある。

ドレーンの脇漏れや創部離開は、医師がドレーンの入れ替えや縫合治療などを行うことで対応できますが、患者さんの全身状態によっては対応できないこともあります。

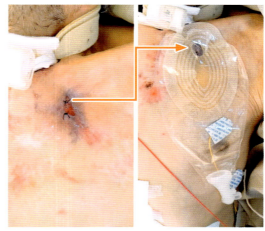

食道瘻のパウチング

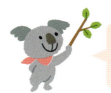

びらんや潰瘍のスキントラブルが悪化しているときは、皮膚科の医師にコンサルトを依頼し、ステロイド外用薬などの使用も検討します。

排液漏れや瘻孔の管理が難しい場合、スキントラブルを予防したい場合などは、パウチングの施行などを皮膚・排泄ケア認定看護師に相談しましょう。

高齢者に多いスキン-テア

スキン-テア（skin tear〔皮膚裂傷〕）とは、摩擦やずれによって皮膚が裂けて生じる真皮深層までの損傷のことをいいます*。高齢者の皮膚には、乾燥、紫斑、ティッシュペーパー様（皮膚が白くカサカサしていて薄い状態）が目立ちます。また、皮膚に見られる白い線状や星状のものは、以前起こしたスキン-テアの痕です。スキン-テアのリスク要因として、ほかにも放射線治療後や透析治療歴、低栄養状態などがあります。排液ドレーンや末梢点滴ラインなど医療機器が引き金となって起こることもありますので、周囲の観察や環境整備をしっかり行いましょう。

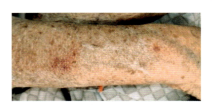

高齢者の皮膚

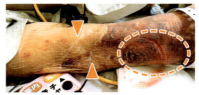

白い線状や星状の瘢痕（▲）と
スキン-テア（○）

*参考文献：日本創傷・オストミー・失禁管理学会編．"スキン-テアとは"．ベストプラクティス スキン-テア（皮膚裂傷）の予防と管理．東京，照林社，2015，6．

（井上加奈子）

第 1 章 基本編 ③ 患者対応

1 患者指導のポイント

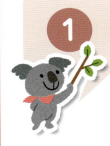

患者さんの準備状態（発達段階、認知力、心身の状況）を把握し、適切な方法を用いて、ドレーン挿入の目的と効果を理解してもらいましょう。患者さん自身にも異常の早期発見とトラブル回避に気をつけてもらうことで、安全、安心、安楽な回復につながります。

Point
- ドレーン挿入の目的、効果を知ってもらいましょう。
- ドレーン挿入中に起こりやすいトラブルを知ってもらいましょう。
- ドレーン挿入による苦痛や「いつもと違う」と感じたときには、すぐに教えてもらいます。

入院前〜術前までは、ドレーン挿入のイメージをもってもらう

☑ 入院前

- 入院前、治療前の苦痛や不安が高まっていない状態で、患者さんの発達段階、認知力にあった方法で指導します。
- クリニカルパスが適応されている場合は、患者用パスシート（入院から退院までのスケジュール、毎日の達成目標、退院するための目標が細かく記載された用紙）を用いて、ドレーン挿入の目的、注意点、抜去の目安などを指導します。

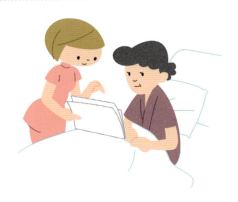

☑ 入院前〜術前

- 患者さんが以前にもドレーンを経験している場合は、その経験を生かして、疑問点などがないか、苦痛はどうだったか、事前に解決できることはないかなどについて話し合います。

小児であれば、発達段階と家族からの情報をもとに、指導内容を検討しましょう。

- パンフレット（患者用パスシート）や写真、わかりやすい図にして患者さんに渡すと、わからないときにすぐに見たり、確認したりできます（院内共通のパンフレットがあるのが理想的です）。
- 共通のパンフレットで指導することで、指導する看護師が変わっても指導内容は変わらないため、患者さんの混乱も最小限にすることができます。

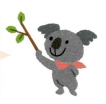

患者用パスシートの主な内容（例）

経過	入院〇日目（術後1日目）	入院〇日目（術後2日目）
達成目標	■痛みを伝えることができる。 ■肺合併症予防のため、深呼吸・痰の排出を行うことができる。 ■看護師の介助のもと、室内〜廊下歩行ができる。	■痛みを伝えることができる。 ■肺合併症予防のため、深呼吸・痰の排出を行うことができる。 ■看護師の介助のもと、廊下を2往復できる。
検査	・血液検査、X線検査があります。 ・体重を測ります。 ・創部、管が入っている場所を観察し、必要時、消毒、ガーゼ交換を行います。	―
処置	―	・創部の状態を見て、ガーゼを外します。 ・皮下の管を観察し、抜くことがあります。 ・トイレ歩行が可能となったら、フットポンプを外します。
薬剤	・24時間点滴を行います。 ・背中に入っている管から、持続的に痛み止めが投与されています。 ・夕方から内服薬が始まります。	・日中、夜に点滴があります。 ・背中の管から痛み止めが投与されていますが、痛みが強い場合は点滴などで痛みを緩和します。
食事	・朝9時からお水が飲めます。 ・昼食から消化のよい食事（5分粥）が始まります。	・昼食からやや硬めのお粥（全粥）に変更します。
清潔	・看護師の介助のもと、洗面、歯磨きを行います。	―
活動	・痛みを緩和しながら、看護師の介助のもと、起き上がり、歩行を行います。	・制限はありません。 ・看護師とともに、安全に歩行してください。
排泄	・尿を排泄する、管が挿入されています。	・朝、尿の管を外します。 ・看護師の介助のもと、トイレ歩行を行います。
説明指導	①術後1日目から、肺合併症、深部静脈血栓症、転倒、ドレーン抜去による事故を予防するため、看護師と一緒に、安全に歩行を行います。 　・痛みを緩和する必要があるので、痛みが強い場合は遠慮せずにお知らせください。 　・安静や薬の使用により、ふらつくことがあるため、看護師が移動や歩行の介助を行っていきます。 　・点滴など、手術後の回復に必要な管が体に挿入されているので、誤って管が抜けたりしないよう、看護師の介助のもとで行います。 　・体の向きを変える際は管が引っ張られたりしないよう、違和感があったらお知らせください。 ②術後せん妄を予防するために、生活リズムを整えることが大切になります。昼間は活動（起きている時間を長く）し、夜は眠れるようにしましょう。 ③痛みのほかにも気になる症状がある際は、遠慮なくナースコールでお知らせください。	

術直後〜離床期のドレーン挿入中は、心身の苦痛と行動範囲の拡大に気をつける

☑ 術直後〜

- 術直後、患者さんは創痛をはじめさまざまな身体的苦痛を伴っています。
- まずは苦痛の緩和を図り、患者さんが安心できるよう声をかけます。
- ドレーンが抜けたり折れたりしないようしっかり固定し、見える位置で安全に管理します。
- 麻酔から覚醒し、介助で左右を向くことができ、起き上がれる状態になれば、患者さん自身に、体のどこにドレーンが挿入されているかについて、直接見て、手で触れるなどして確認してもらいます。

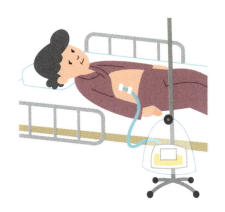

- 発達段階に応じて、患者・家族と協力し、ドレーンの自己（事故）抜去などのトラブルを予防します。

> 認知力の低下や創痛のコントロールがされず苦痛な状態でいると、術後せん妄を発症しやすくなります。ドレーンの自己抜去やドレーンに拘束された転倒などの事故が起こる場合があるため、気をつけましょう。

☑ 離床期～

- 苦痛を緩和し、休息と活動のバランスをとりながら、入院時に使用したパンフレットや図を繰り返し活用して、患者さんの理解を促します。
- 立ち上がりや歩行が可能となれば、ドレーンが抜けたり折れ曲がったりしないよう、固定の位置や着衣を工夫します。
- 歩行時にドレーンが絡まったり、床について感染したりするリスクがないよう、首や肩から下げるポシェットや点滴台なども、患者さんと相談しながら、活用しましょう。

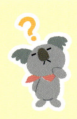

> **事故抜去と自己抜去**
> - 「事故抜去」は何らかの外力で自然に抜けてしまうことで、介護者や医療者の不注意によるものが多く、固定不良、ベッド移動、体位変換、入浴中などに起こることがあります。
> - 「自己抜去」は患者自身が故意または無意識のうちに引っ張って抜いてしまうことを指し、スキントラブルによる痛みや違和感などが原因で起こることがあります。

（松下恵美子）

2 在宅でのドレーン管理に向けた退院指導

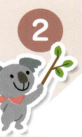

ドレーンを挿入したまま自宅退院をすることは、さまざまな理由であります。病院と同じ方法でのドレーン管理は難しいため、自宅で患者さんや家族がドレーンを安全に管理し、異常を早期に発見したり、QOLを保てるように指導しましょう。

Point
→ ドレーンの抜去を防止する方法について、わかりやすく伝えます。
→ 患者さんや家族が、ドレーン挿入部の異常などを早期に発見できるようにします。
→ 在宅でのドレーン管理においても、患者さんのQOLを保てるようにします。

簡単・安全を心がけ、一緒に考えながら指導する

☑ 実施可能な管理方法を一緒に考える

- ドレーン管理で使用する物品は、使いやすさやコスト面を相談しながら決めます。

- ドレーンを保護しているガーゼや固定しているテープの交換頻度やドレーン挿入部の消毒・洗浄の方法や頻度は、事前に医師に確認します。
- 入院中から、患者さんや家族の理解度に合わせて、指導の機会を複数回設けます。
- 異常を早期発見できるように、何に気を付ければいいのかをわかりやすく指導します。

☑ 患者指導をスムーズにするために

- まずは、患者さんにドレーン挿入部を見てもらいましょう。何のために入っているドレーンなのかを理解してもらうことが大切です。
- 1日1回は排液の性状と量の確認を行うよう指導します。前日と比較するよう指導しておくと、異常の早期発見につながります。

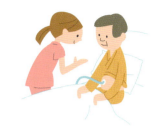

> 生活のなかで無理のない時間で、おおよその時間を決めます。

- ドレーンを固定するための縫合糸が外れた場合や事故抜去が起こってしまった場合の対応を指導します。

> 患者さんや家族のスマートフォンで、処置の様子を撮影してもらい、自宅でも見返せるようにすると、とてもわかりやすいです。

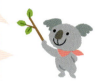

- ドレーンからの排液や挿入部の異常、違和感があったときに、患者・家族がどこに連絡をしたらよいのか（かかりつけ病院、訪問看護、訪問医など）について、退院前に確認します。

☑ ドレーン挿入中、日常生活での制限はほとんどなし

- シャワー浴や入浴時におけるドレーンの扱い方、固定方法などを指導します。
- 外出時のドレーン管理の注意点を指導します。
- 就寝時の環境に合わせて、ドレーンの配置を指導します。

> 患者さんや家族が不安に思っていること、疑問点などを確認しながら、指導します。

（宮村憂希）

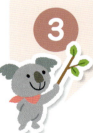

3 体動の傾向や日常生活動作を把握して、患者指導を行おう

日常生活動作には、寝る、起き上がる、座る、歩く、排泄するなどがありますが、患者さんによってそれぞれの体動の傾向があります。体動の傾向を把握したうえで、治療への影響がなく、ドレナージ管理中にもトラブルが起こらない安全な経過を目指して、患者指導を行いましょう。

Point
→ ドレナージの必要性を理解してもらい、自立を妨げないように患者指導を行います。
→ ドレーン管理の基本の技術を習得してもらい、トラブルの予防策も伝えます。
→ 日常生活動作の流れや傾向、癖、周辺環境を考慮したうえで、丁寧に指導します。

☑ 急性期の体動・リスクと指導内容

主な体動とリスク
- ドレーン留置中のベッド上安静時は、側臥位や坐位、関節の屈曲などの体動があります。
- 患者さんは、ドレーンが挿入されていることを認識できていないこともあります。
- ドレーンを無視した動きをとって事故抜去が起こるリスクがあります。

> ドレーン留置中は、創痛や挿入部の違和感、留置中の緊張感、恐怖心、不安感などにより呼吸が浅くなりやすく、体動は制限されています。

患者指導・対応の主な内容
- ドレーンが「どこに」「どのように」入っているのかについて、説明します。
- 患者さんがドレーンの存在を認識できるように、挿入部から排液バッグまでを直接見て、ドレーンに触れながら確認してもらいます。
- わかっていてもうっかり引っかけてしまうこともあるため、「突然の強い痛み、出血、引っ張られた感じなど、何かあったらすぐに伝えてほしい」と伝えます。

> ドレナージ中にドレーンが誤って抜けると、生命の危機に直結することもあります。注意深く観察して、予防策をとることが最も大切です！

- 術後せん妄などで自己抜去が起こりそうな場合は、早期の抜去を医師に相談します。

> 早期に抜去できない場合は、ドレーンを見えないようにしたり、手で触れられないようにしたりするなど、自己抜去を予防できるよう工夫します。

☑ 離床期の体動・リスクと指導内容

主な体動とリスク
- 起き上がる、立ち上がる、歩くなどの動きがあります。
- ドレーン・チューブを誤って引っ張ったり、引っかけたりするなど、自己（事故）抜去のリスクがあります。

患者指導・対応の主な内容
- 術後の離床に伴う体動や汗などが原因で、ドレーンを固定しているテープが剥がれやすくなるため、各勤務で固定状況を確認します。
- ドレーンは自然抜去しないように糸で皮膚に固定されていますが、ドレーン留置が長期にわたる場合には固定している糸が脱落していないかどうかにも注意して、観察しましょう。
- ドレーンの屈曲、ねじれ、圧迫などが生じないようにも、注意して対応します。

> 腹帯などでドレーンが折れ曲がり排液不能になっていることもあるため、屈曲しないように固定箇所を調整しましょう。

> ソフトドレーンは柔軟性に富み生体組織への刺激が少ない反面、ねじれたり、折れ曲がったりしやすいです。ソフトドレーンが患者さんの体の下になって圧迫されないような位置に固定しましょう。

- 体動の傾向を観察し、ドレナージが安全にできる配置になるよう、環境を整備します。
- 皮膚の常在菌などがドレーン刺入部から侵入する刺入部感染が起こらないようにします。また、排液バッグの底が床につかないようにします。

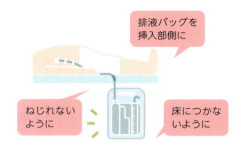

- 排液がスムーズになるように、挿入側のベッドサイドに排液バッグを吊るします。
- 逆行性感染を予防するために、排液バッグをドレーン挿入位置より高くしないように指導します。

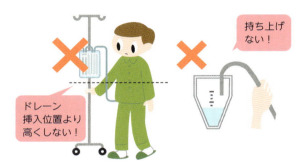

- ドレーンの固定テープが剥がれかけたり、貼付部位にかゆみが生じたりした場合は、すぐに知らせるように指導します。

患者さんの心情に寄り添いながら、日常生活動作ができるだけ制限されないように指導しましょう。

☑ 退院時の体動・リスクと指導内容

主な体動とリスク
- 胆管チューブや腹腔ドレーンを挿入したままで、退院となることもあります。

患者指導・対応の主な内容
- ドレッシング材の交換方法、防水テープの使用方法などを説明します。
- ズボンやスカートのウエスト部分でチューブが圧迫されたり、屈曲したりしないよう、注意してもらいます。
- ドレーン留置の目的や注意点、観察項目などを伝え、患者さんや家族が異常を早期に発見できるように指導します。
- 自立を阻害しないように、ドレーンの固定方法などを説明します。

入院中にできるだけ多くの状況と対応を経験できるよう、指導しましょう。

外出時の注意点や工夫
- 排液バッグを手提げかばんに入れたり、不透明な布製のカバーで覆うなど、プライバシーにも配慮して指導します。
- 臭気対策として、防臭シートや乾燥したコーヒー、茶葉などを活用できることなども伝えます。

(佐々木由理)

第1章 基本編 ③ 患者対応

4 患者指導では身体的苦痛と精神的苦痛にも配慮しよう

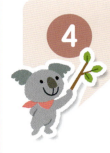

ドレーン挿入は患者さんにとって苦痛や不安につながるため、精神的なケアが必要になります。また身体的、精神的ストレスにより、回復が遅延したり、QOLが低下したりします。患者さんの苦痛を身体面と精神面の両面から理解して、少しでも軽減できるようにかかわりましょう。

Point

- ➡ ドレーン挿入による身体的苦痛では、ドレーン挿入部の皮膚、臓器への刺激、体動、感染などで、痛みがないかどうかを観察します。
- ➡ ドレーン挿入による精神的苦痛では、活動の制限や不安などがないかどうかを把握します。
- ➡ 術後せん妄では、見当識障害、記銘力低下、傾眠、不眠、昼夜逆転、幻視、易怒性、暴力などがあるため、気をつけます。

身体的苦痛に対するケア

- ドレーン挿入部の皮膚の痛み、臓器を刺激する痛み、体動による痛み、感染による痛み、違和感がないかどうかを観察します。
- 挿管中の患者さんや認知症がある患者さんなどは言葉で訴えることが難しいため、表情や体動により表現していることがあります。

痛みの評価スケールを使って、観察しましょう

痛みの評価スケールとして、ビジュアル・アナログ・スケール（visual analogue scale；VAS）、数値評価スケール（numeric rating scale；NRS）やフェイススケール（faces pain scale；FPS）などを用いると、評価しやすいです。

視覚的評価スケール（VAS）
10cmの直線上で、痛みの強さを測定します。

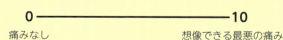

数値評価スケール（NRS）
0〜10の数値で痛みを表します。

フェイススケール（FPS）
A〜Fの顔の表情について説明後、患者さんに選択してもらいます。

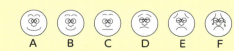

（参考文献：厚生労働省研究班．痛みの教育コンテンツ．2013．より作成）

- 鎮静薬を使用し、疼痛を緩和します。
- 除圧枕などを使用し、体位の工夫を行います。

鎮静薬の使用後も観察を継続しましょう。

術直後は痛みを十分に訴えることができない患者さんや、痛みを我慢しなくてはいけないと思っている患者さんもいます。「痛みを伝えられない患者さん」に気づくことが大切です。

精神的苦痛に対するケア

- 精神的苦痛は、ドレーン管理により活動が制限されることや不安から起こります。
- 術前には、ドレーンの必要性について十分に説明しておきましょう。
- 患者さんが不安に感じていることや苦痛に感じていることを把握します。
- 睡眠障害につながることもあるため、睡眠をとれているのかについて観察するとともに、患者さん自身にも確認し、生活のリズムを整えます。
- 術後も自己抜去や感染予防のために、管理方法や排液の性状、いつごろ抜去するのか、可能な活動や安静度について説明しましょう。

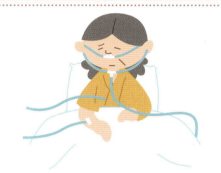

ドレーンが抜けてしまうなどトラブルが発生したときには、早急に報告するよう、あわせて指導しましょう。

術後せん妄

☑ 主な特徴

- 術後せん妄は、手術をきっかけとして、当日〜数日以内に発症し、一過性に起きます。

> 手術直後から発症するまでの間に、意識清明な状態になる期間もあります。

- 症状としては、見当識障害、記銘力低下、傾眠、不眠、昼夜逆転、幻視、易怒性、暴力などがあります。
- 発症要因は、高齢、認知症、脳器質性疾患、アルコール、環境の変化や手術侵襲、術中薬物、術後合併症などがあります。

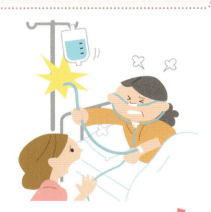

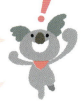

せん妄を引き起こすリスク因子に薬剤があることは、いつも念頭に置きましょう。

複数のドレーンが留置されていることも、要因の一つになります。

- せん妄状態になると、術後のドレーンやカテーテル、チューブ類の必要性やベッド上で安静にする理由などを理解することが難しくなります。

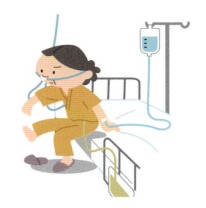

一人で動いてしまったり、ドレーン類を自己抜去しようとする行動につながることもあります。

☑ 主な対応

- 術後せん妄に対しては、まずは身体的苦痛を緩和します。
- せん妄発症リスクがあるかどうかについて、評価します。
- 手術に対する不安が強くないか、ストレスを感じていないかなど、精神的苦痛の有無、程度についても確認します。

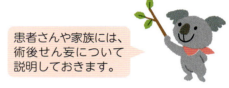
患者さんや家族には、術後せん妄について説明しておきます。

- 自己抜去を予防するために、ドレーン類を患者さんの目に見えない位置や手に触れない位置に留置するようにします。
- ドレーン類が必要かどうかを評価し、医師に相談しながら早期抜去ができるようにかかわります。
- 病室内の環境を整備するとともに、生活リズムや睡眠のリズムを整えて昼夜逆転にならないようにします。

引用・参考文献
1) 伊藤貴公ほか．"精神的ケア"．看るべきところがよくわかるドレーン管理．藤野智子ほか編．東京，南江堂，2014，42-4．

（荒井美香）

第2章

実践編

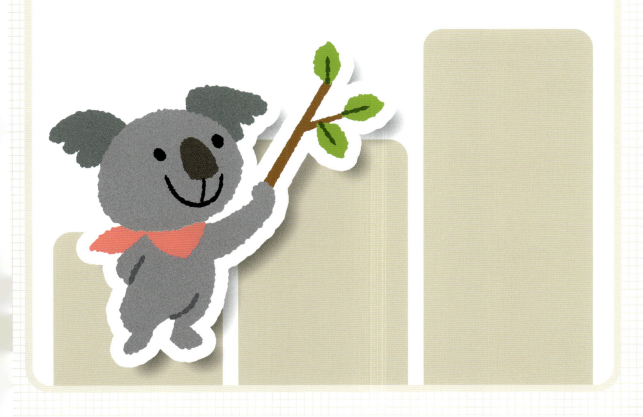

第②章 実践編 : １ 消化器系

１ 胃切除術後・胃全摘術後ドレナージ：ウインスロー孔と左横隔膜下へのドレーン留置

胃切除術後ドレナージは上腹部手術の代表ともいえ、ウインスロー孔（膵上縁）と左横隔膜下へドレーン留置を行います。縫合不全が主な合併症です。また、リンパ節郭清に伴う合併症として膵液瘻にも注意が必要です。

Point
- 上腹部の手術では定番のドレーン留置部位です。
- ドレーンを留置する部位と名前を覚えておきましょう。
- ウインスロー孔（膵上縁）も左横隔膜下も、お腹の中で液体が貯留しやすい場所です。

幽門側胃切除術後のドレーン管理

☑ ウインスロー孔ドレーン（膵上縁ドレーン）

適応
- 胃の幽門側（出口側）を切除した後に留置します。

留置部位
- 肝十二指腸間膜の背側をウインスロー孔といいます。ドレーン先端は膵臓上のリンパ節郭清部と胃吻合部付近に留置します。

目的
- 術後出血の早期発見、縫合不全、膵液瘻の早期発見・治療。

100mL/時の血性排液は非常に危険です。すぐに報告します！

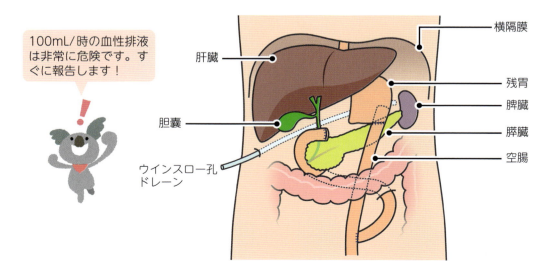

46

胃全摘術後のドレーン管理

☑ ウインスロー孔ドレーン（膵上縁ドレーン）

適応
- 胃全摘術後に留置します。

留置部位・目的
- 前述と同じ。

☑ 左横隔膜下ドレーン

適応
- 胃全摘術後に留置します。

留置部位
- 仰向けになったときに左上腹部で最も底になるところです。

目的
- 術後出血の早期発見、食道空腸吻合部の縫合不全、膵液瘻の早期発見・治療。

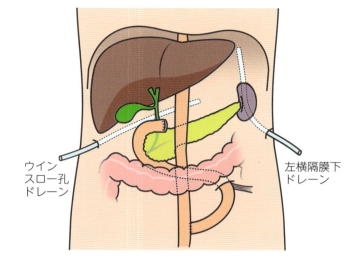

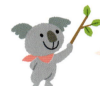 ウインスロー孔（膵上縁）も左横隔膜下も液体が貯留しやすいところであり、上腹部の手術では定番のドレーン留置部位です。まずは場所と名前を覚えておきましょう。

自信がつく！ 術後出血を合併したときの対応
- すぐに医師へ報告し、バイタルサインチェックを行います。
- 再開腹・止血術を考慮します。

自信がつく！ 縫合不全を合併したときの対応
- まず絶食とします。
- ドレーン排液のグラム染色と培養、血液培養を行い、原因菌を特定します。
- 抗菌薬の投与を開始します。
- 培養結果を確認して、薬剤を適宜変更します。
- ドレーンの皮膚刺入部を保護します。
- 消化管造影検査もしくは内視鏡検査により、治療経過を確認します。

自信がつく！ 膵液瘻を合併したときの対応
- 腹部症状を観察します。
- 絶食とし、医師に報告します。
- ドレーン排液のアミラーゼ値を検査します。
- 腹部CT検査を施行し、ドレナージされているかをチェックします。
- 検査結果に応じて治療法を決定します。

ドレーン排液の観察と処置・対応

	正常	異常	原因	処置・対応
排液の色調・性状	淡血性〜漿液性 術直後は血性ですが、次第に淡血性から漿液性になります。	血性 非常に危険！ 混濁・浮遊物 危険	出血 感染 ・縫合不全 ・膵液瘻 ・遺残膿瘍	●すぐに医師に報告します。 ●バイタルサインのチェックを行います。 ➡再開腹・止血術を考慮します。 ●医師に報告します。 ●排液のアミラーゼ値を確認します。 ●排液をグラム染色し、培養します。 ●吻合部造影検査、絶食します。
排液量	200mL/日以下、漿液性になったら、抜去します。	術直後に、100mL/時以上の血性排液 非常に危険！	出血	●すぐに医師に報告します。 ●バイタルサインのチェックを行います。 ➡再開腹・止血術を考慮します。

自信がつく！ 異常時の処置・対応

腹腔ドレーン排液が濃い血性となり、排液量が増えてきた場合

- 濃い血性で、100 mL/時以上の排液が認められた場合、バイタルサインをチェックし、すぐに医師に連絡します。
- 排液の混濁・浮遊物が多いときは、感染を疑います。原因として縫合不全、膵液瘻、遺残膿瘍などが考えられます。
- 食事は禁止となります。医師に連絡し、指示を仰ぎます。
- ドレーン刺入部に、皮膚の発赤がないかどうかに注意します。

突然ドレーン排液がなくなった場合

- ドレーンの閉塞や屈曲などを疑います。ドレナージが不良になることで、腹部症状が生じる可能性があります。
- ミルキングを行い、対処します。それでも改善しない場合は、医師に連絡して指示を仰ぎます。場合によっては、ドレーンの交換や抜去を検討します。

（向後英樹）

第2章 実践編 : 1 消化器系

2 直腸手術後ドレナージ：排液の便臭は縫合不全の疑い

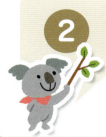

直腸がん手術後に縫合不全を生じた場合は、便が吻合部から漏出するため、ドレーンが適切な位置にあれば、便臭のする浮遊物を伴う黄色〜茶色混濁の排液が見られます。

Point
- ドレーンから便臭がしたら、縫合不全を疑います。
- ドレナージ不良の場合は、緊急手術が必要となります。
- 医師への報告と同時に、バイタルサインをチェックします。

直腸手術後のドレーン管理

☑ 適応
- 直腸手術後に、ドレーンを留置します。

☑ 留置部位
- 主に下腹部、臀部に留置します。

☑ 目的
- 縫合不全などがないかどうかを確認します。

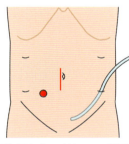
下腹部からのドレーン留置

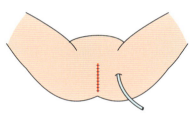
臀部からのドレーン留置

ドレーンがストーマ袋や創部にかからないように注意します。

ドレーン排液の観察と処置・対応

☑ 排液の色調・性状
- ドレーン内に便臭のする浮遊物を伴う黄色〜茶色の混濁した排液が見られます[1]。
- 下部消化管手術後の縫合不全は、術後1週間以内に生じることが多いです。

便汁性排液は術後縫合不全のサインです。

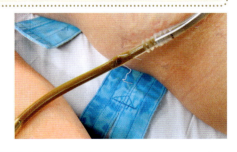

吻合部が肛門に近いほど、縫合不全の発症頻度が高く、直腸がん手術の場合は約10％[2]といわれています。一時的人工肛門（横行結腸や回腸）が造設されていても縫合不全を生じることがあるので、要注意！

縫合不全があったら……

- ドレナージ良好の場合には、禁食・補液で保存的にみることも可能です。
- ドレナージ不良の場合には、汎発性腹膜炎や敗血症性ショックに陥る可能性が高くなるため、腹腔内洗浄と人工肛門造設を目的とした緊急再手術が必要となります。

- 便汁性排液を認めた場合、ドレナージ不良であると、発熱、血圧低下、頻脈など重症感染症による症状が出現します。
- 補液、抗菌薬などの投与が必要になる場合があるため、すみやかに医師に報告します。

自信がつく! 主な対応の流れ

- 腹部CT検査で、腹腔内での消化管内容物の拡がり具合やドレナージの状態を確認します。
- X線透視下に下部消化管内視鏡検査を行い、縫合不全の程度を確認し、内視鏡下に造影剤を注入してドレナージが良好か不良かの判断をします。
- 状況によっては、ドレーンの交換やドレーン先端をドレナージが良好となる位置に移動させることがあります。

消化管縫合不全の程度を判断するには?

消化管縫合不全の程度の判断では、Clavien-Dindo分類を用います。

Grade I	Grade II	Grade IIIa	Grade IIIb
経口造影剤検査やドレーン造影でわずかな瘻孔を認めるのみ(既存のドレーンによるドレナージのみ)	抗菌薬などの内科的治療や経腸的/経静脈的栄養管理を要する(TPNを含む)	画像ガイド下でのドレーン留置・穿刺を要する;開創によるドレナージや既存のドレーン入れ替えも含む	全身麻酔下での治療を要する(縫合、再吻合、バイパス、ドレナージ、ストーマ造設など)

Grade IVa	Grade IVb	Grade V	
人工呼吸管理を要する肺障害;CHDFを要する腎障害など1つの臓器不全	敗血症;複数の臓器不全	死亡	

※TPN:中心静脈栄養、CHDK:持続的血液濾過透析
Dindo D, et al. Classification of surgical complications: a new proposal with evaluation in a cohort of 6336 patients and results of a survey. Ann Surg. 240(2), 2004, 205-13. より作成

引用・参考文献

1) 進士誠一ほか. ドレーン・チューブの目的と管理のポイント. 消化器ナーシング. 27 (7), 2022, 610-6.

2) Shinji S. et al. Male sex and history of ischemic heart disease are major risk factors for anastomotic leakage after laparoscopic anterior resection in patients with rectal cancer. BMC Gastroenterol. 18(1), 2018, 117.

(進士誠一)

第 2 章 実践編 : 1 消化器系

3 肝切除術後ドレナージ：胆汁瘻や出血を察知しよう

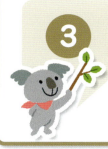

肝臓は血流が多く、胆汁を生成する臓器であるため、肝切除の術後合併症としては出血や胆汁瘻が起こります。肝切除後の大量出血や、腹腔内膿瘍のドレナージ不全や胆汁瘻などは、重篤化のリスクとなるため、術後のドレーン管理はとても重要です。

Point
→ 肝切除術後のドレナージとして、術後の腹腔内の状況を把握する情報ドレナージ、および胆汁瘻や腹腔内膿瘍などの術後合併症が起こることを考慮した治療的ドレナージがあります。
→ ドレーン排液の色調や粘稠の程度、においなどの性状を確認し、排液の成分が血液、膿、胆汁なのかを判断し、術後合併症を早期に察知し、対応します。

肝切除術後のドレーン管理

☑ 適応
- 患者さんの状態（肝硬変や低栄養など）や肝切除の術式から、どんな術後合併症が起こりうるかを考えます。

肝切除の術式により起こりやすい合併症が違うため、術式を確認します！

☑ 留置部位
- 術中の操作から液体貯留しやすい腹腔内（肝離断面、横隔膜下など）を予想して、ドレーンを留置します。
- ドレーンの留置部位を確認して、異常なドレーン排液がないかを確認します。

陰圧のかからない排液バッグは患者さんのベッドよりも低い高さに設置します。ベッドと排液バッグの高低差の分だけ圧がかかり、ドレナージの効果が高まります。

肝切除術の際に用いられるドレーンの例

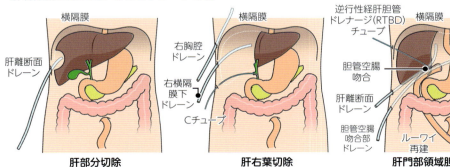

- 系統的肝切除（葉、区域、亜区域切除など）や胆管悪性腫瘍手術（肝門部領域胆管がん手術など）は、太い胆管を処理したり、胆管空腸吻合を付加することがあるため、術後に胆汁瘻が起こりやすいです。

目的

- 術後の胆汁瘻や胆管空腸吻合の縫合不全を予防するために、胆管内を減圧するCチューブや逆行性経肝胆管ドレナージ（retrograde transhepatic biliary drainage；RTBD）チューブを留置することがあります。

> 胆管内の減圧に用いるCチューブやRTBDチューブからは胆汁がドレナージされます。胆管内でない腹腔内のドレーンに胆汁成分が多い場合は、胆汁瘻を疑いましょう。

- 右葉系の肝切除では開胸となることがあり、胸腔ドレーンが挿入されることもあります。

> ドレーン・チューブは皮膚に縫合されていますが、さらに絆創膏などで固定します。患者さんの体動などで容易に抜去されないように、工夫します。

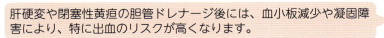

ドレーン排液の観察と処置・対応

排液の色調・性状

- ドレーンの留置部位に注意しつつ、その排液の性状と量が正常か異常かを判断します。
- 排液の色調や粘稠の程度、においなどの特徴を確認し、排液の成分が血液、膿、胆汁なのかを判断します。
- 血性の排液は、部屋の照明が暗いと濃淡を判断しづらいことがあります。排液をほかの容器に移して、明るいところで観察しましょう。
- 排液中のヘモグロビンやビリルビンを測定することで、出血、胆汁瘻、腹水なのかを判断できます。

> 手術で膵臓周囲を操作した場合、アミラーゼを測定することで膵液瘻が診断されることもあります。

排液量

- 100mL/時を超える出血の場合は、再開腹や血管造影による止血が必要となることがあります。

> 肝硬変や閉塞性黄疸の胆管ドレナージ後には、血小板減少や凝固障害により、特に出血のリスクが高くなります。

- 患者さんに肝硬変があったり、リンパ節郭清が必要な手術や肝切除範囲の大きな手術であったりする場合は、術後に腹水が多く排液されて、脱水になることがあります。

> 多量の腹水は肝不全の徴候でもあるため、注意しましょう。

自信がつく！観察のポイント

- 肝離断面ドレーンは通常、術直後に淡血性の排液であり、徐々に赤みが薄まります。持続的に赤色や黄色の排液が見られた場合は、それぞれ出血、胆汁瘻を疑います。
- 胆汁は時間とともに、緑色の排液に変色することがあります。
- 排液の性状の変化（出血や胆汁瘻）や、排液量の増減を見逃さないようにしましょう。100mL/時を超えるような出血がある際は、バイタルサインも確認し、すぐに医師に報告しましょう。
- 血液、壊死物質、膿などでチューブが閉塞しないように、ミルキングすることが大切です。

ミルキングとは、ドレーン・チューブをしごいて、中に詰まった排液を流す手技のことをいいます。

肝切除後の胆汁瘻を疑うべきドレーン排液の色調変化

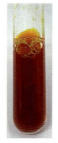

一般的な胆汁瘻は、黄色から茶褐色です。

感染や腸液が混じると、緑色に変色することがあります。

逆行性感染を予防するには？

排液の色調・性状、排液量に問題のないドレーンは、早期に抜去するほうが望ましいとされています。以前は肝切除のドレーンは長期管理する傾向がありましたが、逆行性感染をきたしたり、長期のドレーンの接触が肝離断面や血管からの出血を助長すると考えられています。

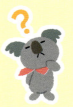

> 逆行性感染を予防するために、低圧で持続吸引が可能な閉鎖吸引式ドレーンを用います。手術部位感染（surgical site infection；SSI）が減るといわれています。

（清水哲也）

第②章 実践編 ① 消化器系

4 膵切除後ドレナージ：膵液瘻からの出血に注意する

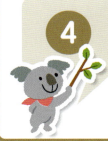

膵切除の手術時間は長く、出血量も多く、合併症を起こしやすいといわれています。ドレーン排液をしっかり確認して、緊急事態にもすみやかに対応できるようになりましょう。

Point
- ➡ 膵液瘻発生の有無を確認するために、膵切除後ドレーンの観察が重要です。
- ➡ ドレーン排液の性状、排液量、生化学所見、培養所見を見ます。
- ➡ ドレーン排液の色調が血性の場合は、様子を見ずに、先輩か医師に知らせます。

膵切除術後のドレーン管理

☑ 適応
- 膵切除術は、膵臓がんや胆管がんなどの治療でしばしば行われます。膵臓は重要な臓器や血管に囲まれており、切除が比較的難しく、消化管再建も必要な場合が多いです。
- 手術時間が長く、出血量も多いため、術後の経過が長く、合併症を起こしやすいです。

> **膵臓は特殊な臓器？**
> 膵臓は胃の背側に位置する臓器です。消化酵素であるアミラーゼを産生する腺房細胞と血糖を下げるホルモンであるインスリンを産生する膵島細胞があります。膵臓は消化液を産生するとともに内分泌機能ももっているところが特殊です。

☑ 留置部位
- 膵切除術後には、膵臓を切ることによって発生する膵液瘻の発生の有無が術後経過を左右します。

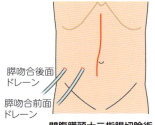
開腹膵頭十二指腸切除術

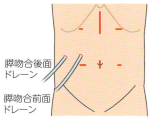
腹腔鏡下膵頭十二指腸切除術

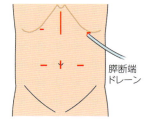
腹腔鏡下膵体尾部切除術

☑ 目的
- 膵液瘻発生の有無を確認するために、膵切除後ドレーンの観察が重要です。
- ドレーン排液の性状、排液量、ドレーン排液の生化学所見、培養所見を見ます。

> 膵液瘻は、膵臓で生成される膵液が手術により腹腔内に漏れ出すことで、周囲の組織を消化してしまう病態です。膵液瘻になると、感染して膿瘍を形成したり、血管壁を溶かして動脈瘤をつくり、腹腔内出血をきたしたりします。

術後膵液瘻は、「術後3日目以降のドレーン排液のアミラーゼ値が血清の3倍以上」と定義*されています。
*参考文献：Bassi, C. et al. Postoperative pancreatic fistula : an international study group (ISGPF) definition. Surgery. 138(1), 2005, 8-13.

ドレーン排液の観察と処置・対応

☑ 排液の色調・性状
- 膵液瘻は、排液の性状である程度の予測がつきます。

漿液性で透明の場合
- 漿液性で透明あれば、多くの場合は問題ありません。

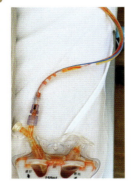

混濁が強く、粘稠度が高い場合
- 徐々に混濁が強くなり、粘稠度が高くなったら、感染の可能性が高いです。

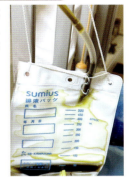

> 膵液瘻が起こると、排液が濁ります。培養検査で感染の有無を確認します。

血性の場合
- 術後出血と考えられます。

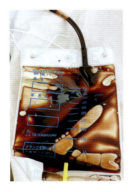

> 少量でも緊急性が高いため、先輩看護師か医師に報告します。

混濁した薄赤色の場合
- 膵液瘻による溶血が考えられます。

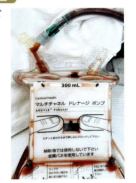

> ワインレッド様の色調が、膵液瘻を示すサインです。

自信がつく！ ドレーン排液が血性に変わったときの対応
- ドレーン排液が血性に変わったら多くの場合は、腹腔内出血を起こしています。少量でも生命の危機にかかわることがあるため、緊急対応が必要です。
- 夜間であっても、様子を見るという対応はとりません。まずはバイタルサインを測定し、先輩看護師か、医師に直接報告します。
- 緊急検査として血液検査、腹部造影CTを施行し、腹腔内出血、あるいは動脈瘤が確認されれば、緊急放射線血管内治療（interventional radiology；IVR）を行います。

> 数分から数時間でバイタルサインが崩れることがあるため、迅速に対応します。

☑ 排液量
- ドレーンの排液量は1日の量だけでなく、前日や数日前と比較することが大切です。
- 明らかに排液量が減少している場合は、ドレーン位置の予期せぬ変化や閉塞、あるいは逸脱している可能性があります。
- 大幅に増加した場合は、腹腔内に変化が起きている可能性があるため、医師に相談します。

（上田純志）

第 2 章 実践編 : 1 消化器系

5 胆管ドレナージ：胆汁の量、性状、チューブ挿入部を観察する

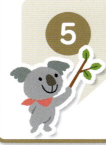

胆管ドレナージで胆汁を排出するために胆管チューブを使うときは、排液の量と性状、チューブの挿入部を観察します。感染のサインとなる性状や量の急な増減に気をつけましょう。

Point
- ➡ 胆管チューブは、閉塞性黄疸、胆管炎、術後の減圧などで、胆汁を排出するために使います。
- ➡ 感染があれば、排液は膿汁や緑がかった性状になります。
- ➡ 排液量が急に増減する場合は、必ず報告します。

胆管チューブによるドレーン管理

☑ 適応
- 主な適応は、閉塞性黄疸、胆管炎、術後の胆管減圧です。

☑ 留置部位（胆管チューブの種類）

経皮的に穿刺する場合
- 経皮経肝胆管ドレナージ (percutaneous transhepatic cholangio drainage ; PTCD)、経皮経肝胆嚢ドレナージ (percutaneous transhepatic gallbladder drainage ; PTGBD) では、経皮的に穿刺します。

内視鏡的に行う場合
- 内視鏡的経鼻的逆胆管ドレナージ (endoscopic nasobiliary drainage ; ENBD) では、内視鏡を用いて行います。

手術で挿入する場合
- 逆行性経肝胆管ドレナージ (retrograde transhepatic biliary drainage ; RTBD)、経胆嚢管的ドレナージ（Cチューブ）、経総胆管ドレナージ（Tチューブ）では、手術で挿入します。

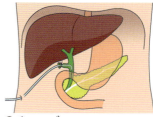

Cチューブ

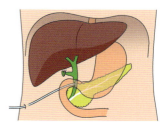

Tチューブ

☑ 目的
- 胆汁のドレナージが必要になった場合に、胆管内にチューブを留置し、胆汁を体外に排出する目的で使用します。
- 胆汁細胞診検査を行う場合など、胆汁の検査でチューブを留置することもあります。

ドレーン排液の観察と処置・対応

☑ 排液の色調・性状

胆汁色（黄色から茶褐色）の排液
- いずれのチューブも先端は胆管内にあり、ドレナージされる排液は胆汁です。

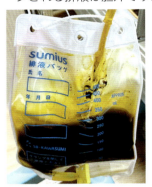

感染が考えられる性状
- 胆汁色（黄色～茶褐色）ですが、感染があれば膿汁や緑色がかった性状になります。

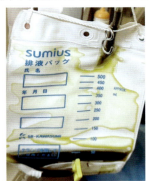

☑ 排液量
- ドレーンの排液量は1日の量のみでなく、前日や数日前と比較することが大切です。

> チューブが挿入位置から抜けていないかどうかも確認します。

自信がつく！ 排液量の急な増減時の対応
明らかに排液量が変化している場合は、ドレーン位置の予期しない変化や閉塞、あるいは逸脱の可能性があるため、医師に報告します。

（上田純志）

---

⑥ 急性膵炎へのドレナージ：外科的ドレナージから内視鏡的アプローチへ

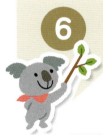

急性膵炎では、感染性膵壊死で臓器不全や敗血症が持続して改善する見込みが乏しい場合にドレナージを行います。近年は内視鏡的アプローチが推奨され、外科的ドレナージを行うことは比較的稀になっています。

Point
- ➡ 急性膵炎では、激しい腹痛、背部痛、吐き気、全身倦怠感などが見られます。
- ➡ 感染性膵壊死に対して、保存的治療にもかかわらず臓器不全や敗血症が持続するなど臨床的な改善が乏しい場合に、ドレナージを行います。
- ➡ ドレナージに関しては、内視鏡的アプローチが外科的アプローチよりも推奨されています。

急性膵炎の主な特徴

- 膵臓に起きた急性期の炎症で、膵臓がつくる消化液であるアミラーゼが何らかの原因で膵外に漏れ出し、周囲の臓器を消化するようにダメージを与えてしまう状態です。
- 主な原因としては、アルコール、胆石、脂質異常症、膵がん、胆管がんなどです。
- 症状として、激しい腹痛、背部痛、吐き気、全身倦怠感が見られます。
- 激しい腹痛のため前かがみ状態になります。

> 全身性の炎症を呈し、重症化すると生命の危機にかかわる状態になります。

> 重症膵炎は集中治療室での管理が必要となります。死亡率は10％に及ぶ*とされています。

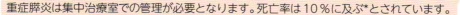

*参考文献：Masamune, A. et al. Japan Pancreas Society. Clinical practice of acute pancreatitis in Japan : An analysis of nationwide epidemiological survey in 2016. Pancreatology. 20(4), 2020, 629-36.

急性膵炎の診断基準
以下の3項目中2項目以上を満たす場合に、急性膵炎と診断します。
- 上腹部の急性腹痛発作と圧痛
- 血中または尿中の膵酵素上昇
- 超音波、CTまたはMRIで膵に急性膵炎に伴う異常所見

自信がつく！ 膵炎に対する治療時のケア・対応

膵炎の基本的治療は補液です。全身の炎症により循環血漿量が失われるため、大量輸液が必要となり、尿量を確保します。感染があれば抗生物質の投与、激しく持続的な腹痛に対しては、アセトアミノフェン、非ステロイド性抗炎症薬（non-steroidal anti-inflammatory drugs；NSAIDs）、非オピオイド鎮痛薬、オピオイド鎮痛薬を症状の強さに応じて、使用します。

急性膵炎に対するドレナージ

☑ 適応
- 感染性膵壊死において、保存的治療にもかかわらず、臓器不全や敗血症が持続するなど臨床的な改善が乏しい場合は、ドレナージを行います。

☑ 留置部位
- 急性膵炎による液体貯留部位に、ドレーンを留置します。

急性膵炎における液体貯留の分類
- 急性膵炎を発症すると、膵あるいは膵周囲に液体が貯留します。
- 液体貯留は液体成分のみから構成される「液体貯留」と、壊死物質や液体を混じた固体成分から構成される「壊死性貯留」に区別されます。
- 壊死性膵炎後に発生する「壊死性貯留」を、発症後4週以内の急性壊死性貯留（acute necrotic collection；ANC）と4週以降の被包化壊死（walled-off necrosis；WON）に分類します。
- 感染性膵壊死は、ANCあるいはWONに細菌・真菌の感染が加わった状態です。

ドレーン留置時　　　　　　　　　　超音波内視鏡下ドレナージ時

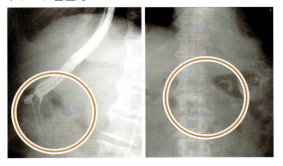 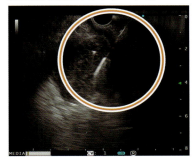

内視鏡的アプローチの推奨

近年、ドレナージに関しては、内視鏡的アプローチが外科的アプローチよりも推奨されています。骨盤方向へ広がる嚢胞腔など内視鏡的アプローチが困難な部位には外科的アプローチが有用なケースもありますが、あまり見られません。そのため、現状では急性膵炎のドレーン管理を行う機会は比較的まれです。外科的アプローチからの外瘻の場合は、標準的なドレーン管理となります。

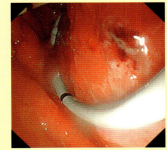 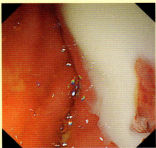

ステント挿入時　　　　内視鏡的ドレナージ時

（上田純志）

7 経鼻胃管：胃内容のドレナージと出血のインフォメーション

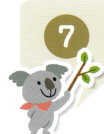

経鼻胃管は、胃内容物のドレナージ、出血のインフォメーション、胃内の減圧などを目的として、チューブを鼻孔から挿入し、胃内に留置します。排液の量、性状を観察して、消化管の通過障害などに気づけるようになりましょう。

Point

→ 経鼻胃管の目的は、胃内容物のドレナージ、出血のインフォメーション、胃内の減圧などです。
→ 経鼻胃管では、チューブを鼻孔から挿入し、胃内に留置します。
→ 排液量が200〜300mL/日を超えるようであれば、消化管の通過障害を疑います。

59

経鼻胃管のドレーン管理

☑ 適応
- 経鼻胃管とは、胃内容物のドレナージ、出血のインフォメーション、胃内の減圧などを目的として、鼻孔から胃まで管を通すことです。
- 栄養剤を投与することができる専用チューブの場合は、経管栄養が可能となります。

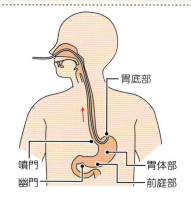

☑ 留置部位・手順
- チューブを鼻孔から挿入し、胃内に留置します。
- 挿入前にゼリーを用いて、鼻腔内およびチューブそのものを潤滑にします。
- なるべくゆっくり、咽頭反射が起こらないように挿入し、気管内への迷入を防ぎます。
- 咽頭付近で患者さんにゆっくりと飲み込んでもらうと、スムーズに挿入できます。
- 胃内に留置されたと判断したら、胃管より空気を注入し、聴診器で胃内に気泡音が聞こえることを確認します。

> 不安であれば、先輩看護師に報告するか、医師に連絡して、X線検査で確認します。

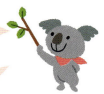

- 挿入時は、患者さんが不安にならないように声かけを行います。
- 咽頭付近にチューブが入ると、せき込む場合があります。
- 抵抗がある場合はチューブが曲がり、折り返して口腔内に戻っていることもあるので、注意しましょう。

自信がつく！ 胃管挿入時のポイント
- 食道胃接合部は屈曲しているため、胃管が胃内に入る前に折り返してしまう場合があります。
- 咽頭から胃管を35～40cmほど挿入した付近で抵抗がある場合は、少し引き抜いて回しながら入れるようにしましょう。
- 胃管にたわみがなければ、咽頭から45～55cmほど挿入したところで胃内に入ります。

☑ 目的
- 消化液のドレナージを目的として、留置します。
- 胃・十二指腸潰瘍出血時や術後の消化管吻合部の出血時などの情報ドレナージとして行います。

ドレーン排液の観察と処置・対応

☑ 排液の色調・性状
- 胃管からの排液は、基本的には胃液などの消化液です。
- 腸管の通過障害がある場合、排液は緑がかった腸液様になります。
- 出血があれば、排液は血性になります。

☑ 排液量
- 200～300mL/日を超えたら、消化管の通過障害を疑います。

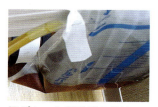

緑がかった腸液様の排液

（上田純志）

第 2 章 実践編 ： 2 脳神経系

1 脳室ドレナージ、脳槽ドレナージ、腰椎ドレナージ：圧管理は厳重に

脳室ドレナージ、脳槽ドレナージ、腰椎ドレナージでは、排液、血腫の排除、圧管理などを目的として開放式ドレーンを用います。ドレーン排液の観察では、排液量、拍動、性状、オーバードレナージの予防、エアフィルター、クランプ、ゼロ点の確認、清潔維持、圧設定などに注意します。厳密な観察・処置が求められるため、しっかりと身につけましょう。

Point

➡ 脳室ドレナージ、脳槽ドレナージ、腰椎ドレナージでは、開放式ドレーン（ドレーン、ドレナージ回路、排液バッグで構成）を用います。
➡ 開放式ドレナージの目的として、排液、血腫の排除、圧管理などがあります。
➡ 排液の観察では、色調・性状、量、拍動、オーバードレナージの予防、エアフィルター、クランプ、ゼロ点の確認、清潔維持、圧設定などに注意します。

脳室ドレナージにおけるドレーン管理

☑ 適応
- 水頭症（血腫や腫瘍で流れが障害される）
- 出血、髄膜炎後の吸収不良
- くも膜下出血、脳出血、脳腫瘍

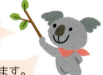

手術室で局所麻酔下などにて行います。

急性水頭症などで、緊急手術となります。

☑ 留置部位
- ドレーン先端を側脳室前角〜第3脳室付近の脳室内に直接留置します。

横から見ると、外耳孔の高さになります。

脳室ドレーンの留置部位

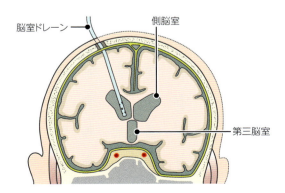

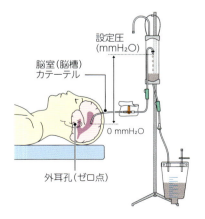

☑ 目的
- 髄液を排除します（髄液量 150mL、髄液産生量 500mL/日）。
- 血腫を排除します。
- 脳圧を管理します（頭蓋内圧50〜200 mmH$_2$O）。
- 通常、拍動は心拍・呼吸に一致していて、強くしっかりしています。

> 清潔操作、髄液漏、閉塞、オーバードレナージ、自然抜去、自己抜去に気をつけます。

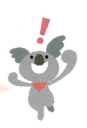

脳槽ドレナージにおけるドレーン管理

☑ 適応
- くも膜下出血などで適応となります。
- 手術室、全身麻酔の開頭術（クリッピング術）などで行います。

☑ 留置部位
- 脳の隙間のくも膜下腔（脳底槽など）に、ドレーン先端を直接留置します。
- 通常、拍動は脳室ドレナージと比べてやや弱いです。

> 便宜上、外耳孔を目安に留置します。近傍に神経・クリップなどがあるため注意します。
> チューブは細いです。

> 清潔操作、髄液漏、閉塞、オーバードレナージ、自然抜去、自己抜去に気をつけます。

脳槽ドレーンの留置部位

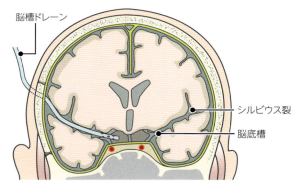
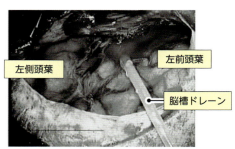

☑ 目的
- 血腫を排除するために行います。
- 頭蓋内圧を下げるために行います。
- 血性髄液をできるだけ早く排出させて、脳血管攣縮を予防します。

> 脳血管攣縮を予防するための薬剤投与などでも行います。

腰椎ドレナージにおけるドレーン管理

☑ 適応
- くも膜下出血、髄液漏に対して、病棟などで行います。

> 閉塞がある場合や脳圧が高い場合では、禁忌です。

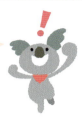

☑ 留置部位
- 腰椎L4/5付近から挿入し、脊髄くも膜下腔にドレーン先端を留置します。

> ゼロ点を外耳孔・ベッド上とします。近傍に神経根などがあるため、注意します。

腰椎ドレーンの留置部位

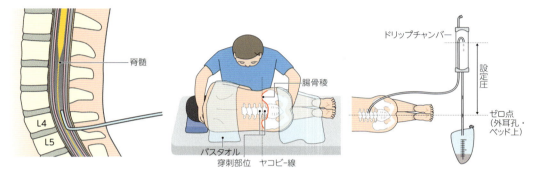

腰椎穿刺 　　　腰椎ドレーンの構造

> バルブ（中圧、高圧など）を使用して、サイフォンなしで排液バッグに直接接続する場合もあります。

> 清潔操作、髄液漏、閉塞、オーバードレナージ、自然抜去、自己抜去、下肢の痛みなどに気をつけます。

> チューブが細いことから、肥満や腰椎変形の見られる患者さんでは体位のせいでチューブが捻じれて閉塞することがあるため、注意します。

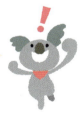

☑ 目的
- 髄液漏患者では、髄液が排液されすぎないように注意して、閉鎖を目指します。

ドレーン排液の観察と処置・対応

☑ 排液の色調・性状

血性
- 突然血性になった場合は、再出血の可能性があります。

> 出血のある疾患では通常、ドレーン排液は血性髄液から徐々に黄色に変化します。

混濁
- 感染を起こしている可能性が考えられます。

> 異常が見られたら、すぐに医師に報告します。

☑ 排液量

- 水が抜けすぎると、頭痛、痙攣、硬膜下血腫（脳が虚脱し、脳表の架橋静脈が伸展・断裂する）、テント下占拠性病変（upward herniation）、気脳症による細菌の侵入などが起こります。
- 水が抜けていないと、水頭症の増悪（頭痛・嘔吐・意識障害）などが起こります。
- ドレーン閉塞時の症状（危険サイン）の有無、様子を観察します。

> **危険サイン**
> 頭痛、嘔吐、瞳孔不同、異常眼位、意識障害、血圧上昇、徐脈（急性水頭症では急激な意識レベルの低下）

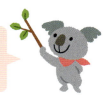

異常が見られたら、すぐに医師に報告します。

☑ 拍動

- 拍動の有無、様子を観察します。
- 通常、拍動は非常に弱い、または認められないため、液面の移動を観察します。

> **自信がつく！ 拍動の消失が見られたときの対応**
> - チューブの屈曲・圧迫、単純な機械的閉塞、クランプ、血腫・組織片による閉塞、抜去などについて、排液内容とともに確認します。

医師の処置時にドレーン刺入部を観察し、ドレーン・チューブの固定位置を確認しておきます。

☑ オーバードレナージの予防

- チャンバー上部のフィルターが濡れてしまうと閉鎖式と同じ状態となり、サイフォン効果により過剰な排液がなされ、オーバードレナージとなってしまうため注意します（クランプでも同様です）。
- 排液バッグのフィルターが濡れてしまうと、排液バッグから髄液が漏れ出てしまうため、気をつけます。
- 空気抜きが機能していないと緊満してしまい、排液が流れなくなってしまうため注意します。
- エアフィルターは感染源となるため、徹底して清潔維持を図ります。

濡れていることを見つけるのは難しいので、チャンバー内の液は排液してからクランプするなど、濡らさないように心がけます。

クランプ時は、操作手順をしっかりと守ります。患者側クレンメでは、閉鎖時は最初、開放時は最後に操作します。

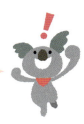

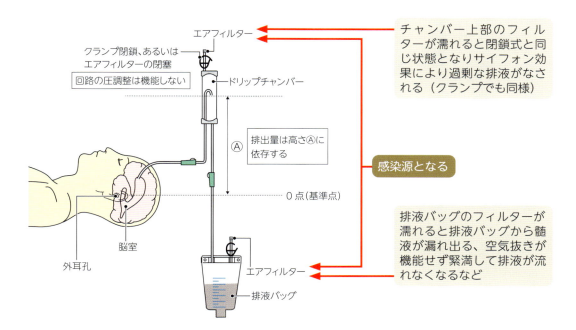

☑ クランプのタイミング
- 食事などで坐位になるときは、ゼロ点を再設定する方法があります。
- 体動により抜けやすくなったり、頭位が挙上されてオーバードレナージとなったりするリスクがあるため、通常はクランプします。
- 吸引処置時は、症例ごとに医師に指示を確認します。

クレンメは必ず最後まで閉じます。

オーバードレナージの危険性がある場合は、クランプを閉鎖します。

圧上昇で脳ヘルニアが心配な場合は、クランプを開放します。

☑ 清潔の維持
- 髄液漏など、刺入部汚染の有無を確認します。
- 髄液漏（刺入部のガーゼ汚染、フィルムドレープ内の髄液など）に気をつけます。
- 頭蓋内圧亢進時に回路が閉塞すると髄液が漏出してくることがあるため、閉塞の有無に注意します。
- 刺入部の固定・縫合の緩みがあると、液が漏れ、菌が侵入してしまうため、気をつけます。
- 排液バッグの交換時などチューブ操作については、清潔操作や消毒を徹底します。

異常があれば、すぐに医師に確認します。

☑ 体動制限をなくすための対応
- アクティーバルブⅡを用いて、体動制限をなくします。
- 開放式はサイフォンの原理を利用して、頭位と円盤リング（ドレーン断端がチャンバー内の壁に当たらないようにするためのもの）の「差」でドレナージされます。オーバードレナージにならないよう、「差」の概念に留意します。

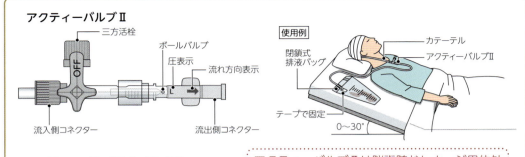

アクティーバルブⅡのバルブ圧

バルブ圧	表示	開放圧(mmH₂O)
低圧	L	45〜90
中圧	M	95〜140
高圧	H	145〜190
超高圧	HH	195〜240

アクティーバルブⅡは脳脊髄ドレナージ用体外簡易バルブであり、閉鎖式排液バッグの固定位置によりドレナージ量が変化するため、使用中は患者さんの容態の変化に十分注意してください。特に使用開始初期は、1〜2時間ごとに必ず確認します。オーバー、またはアンダードレナージを起こす危険があるため、気をつけます。

自信がつく！ ドレーンの構造と仕組みを理解しよう（脳室ドレナージの場合）

● サイフォンの原理により、脳圧と円盤リングの高さの差で髄液が移動します。

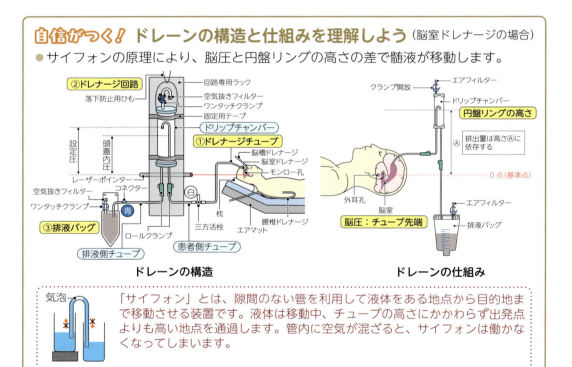

「サイフォン」とは、隙間のない管を利用して液体をある地点から目的地まで移動させる装置です。液体は移動中、チューブの高さにかかわらず出発点よりも高い地点を通過します。管内に空気が混ざると、サイフォンは働かなくなってしまいます。

☑ 抜去

● 抜去後も、髄液漏（抜去部）、神経所見の変化（低髄圧症状、頭蓋内圧亢進症状）などに気をつけます。

引用・参考文献

1) 木内博之ほか．どうする？ドレーン管理．ブレインナーシング．24 (6)，2008，545-84．

（樋口直司）

第2章 実践編：2 脳神経系

2 硬膜下ドレナージ、硬膜外・皮下ドレナージ：オーバードレナージに注意

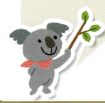

硬膜下ドレナージ、硬膜外・皮下ドレナージでは、排液を目的として、閉鎖式ドレナージを行います。頭位と排液バッグの高さの「差」を利用してドレナージされていることに留意して、しっかりと理解しましょう。

Point
- ➡ 硬膜下ドレナージ、硬膜外・皮下ドレナージでは、閉鎖式ドレナージ（ドレーン、排液バッグで構成）を行います。
- ➡ 閉鎖式ドレーンの目的は排液であり、圧管理ではありません。
- ➡ 閉鎖式ドレーンは、頭位と排液バッグの高さの「差」を利用してドレナージします。

硬膜下ドレナージにおけるドレーン管理

☑ 適応
- 主に慢性硬膜下血腫で用います。

☑ 留置部位
- 通常、閉鎖式の排液バッグをベッド上ないしはベッドよりやや低い位置に置きます。

> 頭位の変化で空気や血腫液が急激に流れ出ることがありますが、貯留した古い血液の流出であるため異常ではありません。

☑ 目的
- 硬膜下腔からの血液や滲出液の排液で使用します。

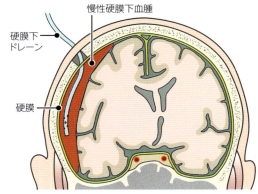

> 慢性硬膜下血腫は被膜に包まれており、厳密な圧管理は不要です。

硬膜外・皮下ドレナージにおけるドレーン管理

☑ 適応
- 主に開頭術後に使用します。

67

☑ 留置部位
- 閉鎖式の排液バッグをベッド上かベッドよりやや低い位置に置きます。

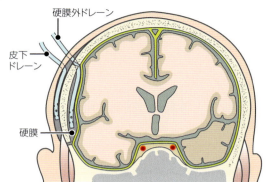

硬膜外・皮下ドレナージ
硬膜外ドレーン
皮下ドレーン
硬膜

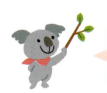

血液の排液は自然止血に伴い、見られなくなっていくのが理想です。

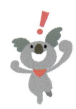

過大な陰圧がかかると硬膜縫合部からの髄液漏を誘発し、頭蓋内圧を下げてしまう危険性があるため、自然排出により血液を排液させます。

☑ 目的
- 術後の硬膜外、皮下血腫形成を予防するために行います。

☑ 持続吸引ドレナージ（SBバック）

[適応]
- 主に脊椎手術後に用います。

一定の圧を加え、体位に依存しない定量的なドレナージです。

[留置部位]
- 排液バッグ自体を患者さんに固定することはできないため、チューブの一部を患者さんの病衣に固定します。

自信がつく！ 留置時のポイント
- 閉鎖式ドレーンは半閉鎖式ドレーンと比較して径が太いですが、屈曲すると流出しなくなります。
- 閉鎖式ドレナージでは圧設定を行わないため、流出するかどうかは排液バッグと頭の高さの「差」によって決まります。
- 不用意に患者さんが起き上がると「差」が大きくなってしまい、オーバードレナージにより硬膜下や皮下の出血が助長される危険性があります。
- 患者さんはできるかぎり安静とし、ドレーンは患者さんの病衣に固定することで、不用意に「差」が生じないようにします。

屈曲しないよう、ドレーンの整頓を心がけます。

目的

● 使用目的は、硬膜外・皮下ドレナージと同様です。
● 閉鎖式ドレーンの目的は、圧管理ではなく、排液です。

ドレーン排液の観察と処置・対応

☑ 排液の色調・性状・排液量

● 開放式ドレーンの管理と同様です（**参照 p .63-66**）。

☑ 体位変換や食事で坐位になる場合の対応

● 体位変換や食事で坐位になる場合は、次のような手順で対応します。

〈手順〉
①ドレーンの三方活栓を閉じます。
②ルートに注意しながら、体位変換、食事を実施します。
③排液バッグが指示された高さになっているかどうかを確認してから、ドレーンを開放します。
④ドレーンから流出があるかどうかを確認します。

（樋口直司）

第2章 実践編 : 3 心臓・呼吸器系

1 胸腔ドレナージ：液体や空気を胸腔外に排出する

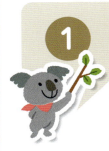

胸腔ドレーンは、胸腔内に過剰にたまった液体や空気を胸腔外に排出させます。開胸操作後は、生理的な状態を超える大量の胸水などの液体や空気の貯留などに気をつけます。胸腔ドレーンの手技をしっかりと身につけて、確実に対応できるようになりましょう。

Point
- ➡ 胸腔ドレーンは、胸腔内に過剰にたまった液体や空気を胸腔外に排出させます。
- ➡ 開胸操作を伴う手術後は、術後出血、リンパ漏やエアリーク（空気漏れ）などを監視する情報ドレーンの役割もあります。
- ➡ 術直後でドレーン排液が100mL/時以上で、血性の場合や凝血塊を認める場合は、出血している可能性があるため、医師へ報告します。

胸腔ドレーンの管理

☑ 適応

生理的な状態を超える大量の胸水
- 結核性胸膜炎、肺炎・無気肺・横隔膜下の炎症に伴う反応性胸水、がん性胸膜炎、心不全に伴う胸水などで適応となります。

生理的には存在しない空気や液体の貯留
- **気胸（空気）**：自然気胸、外傷、肺腫瘍に続発する気胸、医原性（中心静脈カテーテル挿入時の肺損傷など）で見られます。
- **血胸（血液）**：外傷、肺腫瘍の胸腔内進展、解離性動脈瘤破裂、開胸術後出血などで起こります。
- **膿胸（膿）**：結核性、細菌性、医原性、術後合併症（肺切除後気管支瘻、消化管縫合不全）などで見られます。
- **乳び胸**：特発性、開胸を伴う手術後（胸管の損傷）などで起こります。

胸腔とは？
- 胸椎、胸骨、肋骨、横隔膜によって囲まれた胸腔は常に陰圧に保たれており（安静時で−5cmH$_2$O程度）、横隔膜や肋間筋などの呼吸筋の働きと、胸腔内圧の変化により肺が拡張・収縮し、換気が行われます。
- 肺を覆う臓側胸膜と、胸椎、胸骨、肋骨、横隔膜の内側にある壁側胸膜の間を胸膜腔といいます。通常、胸膜腔には少量の胸水が存在し、肺と胸壁の摩擦を小さくしています。

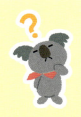

乳びって何？

- 胸部の手術の後、食事を開始して白濁した胸水を見たら、乳びを疑います。乳びは胸管の外傷性損傷で起こる場合と、非外傷性であるリンパ血流異常から起こる場合があります。細胞数が1,000/mL以上で、その内リンパ球を80％以上含み、中性脂肪（triglyceride；TG）が110mg/dL以上であれば、乳びとして診断できます。
- 治療としては、脂肪制限食、絶食による完全静脈栄養、オクトレオチド、血液凝固第ⅩⅢ因子製剤、エチレフリン塩酸塩、プロプラノロール塩酸塩の投与などの選択肢があり、これらを組み合わせて行います。

> 内科的治療への反応が悪い場合は、胸管結紮や胸膜癒着術を外科的治療の選択肢として検討します。また、ヨード化ケシ油脂肪酸エチルエステル注射液（リピオドール®）を使用したリンパ管造影は検査としてのみでなく、リピオドール®の粘稠性が高いため、漏出部位での塞栓効果と炎症反応による癒着効果を期待して難治性乳びの治療として取り入れられています。

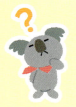

☑目的

- 胸腔内に過剰にたまった液体や空気を胸腔外に排出させることです。

> 胸腔内に過剰な液体や空気が貯留すると、肺が圧排され、十分な換気ができなくなります。

- 開胸操作を伴う手術後は、残存肺の拡張を図ること（肺切除後）、および術後の出血、リンパ漏、胸水、エアリーク（空気漏れ）の監視・誘導などを目的として、胸腔ドレーンを留置します。

☑留置部位

- 胸腔内に適切にドレーンを挿入するには、ドレナージすべき異常なフリースペースの位置・範囲、および肺の癒着を確認します。
- 胸水をドレナージするときは、超音波検査で胸腔内を観察し、適切な挿入部位を決めると、安全かつ確実にドレーンを挿入できます。
- 胸部単純X線検査や胸部CT検査を参考にします。

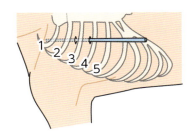

気胸のドレーン

> ドレーンの先端が肺尖部にくるように、患者さんを仰臥位にして、前胸壁鎖骨中線上で第2肋間を通して、挿入します。

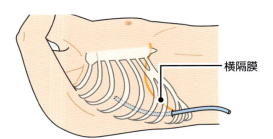

液体のドレーン

> ドレーンの先端が背側にくるように、患者さんを健側下の側臥位にして、前〜中腋窩線上第6〜8肋間を通して、挿入します。

自信がつく！ 胸腔ドレーンの挿入ルート

- 肋骨下縁を走行する肋間動静脈や神経の損傷を避けるため、ドレーンは肋骨上縁を経由して挿入します。

> ドレーンが肋骨上縁を経由して胸壁を貫通するように挿入しています。肋骨下縁を走行する肋間動静脈や神経の損傷を避けています。

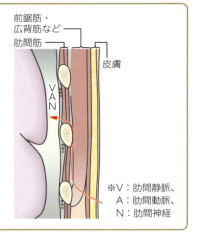

※V：肋間静脈、A：肋間動脈、N：肋間神経

ドレーンバックの仕組み

- ドレーンバックは、吸引圧制御ボトル（圧設定部）、水封室（水封部）、排液ボトル（集液瓶）からなります。
- 持続吸引を止めると、自動的に水封（ウォーターシール）で管理できます。

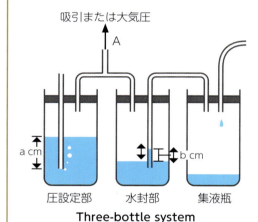

Three-bottle system

- Aを吸引しているとき、胸腔内圧は$-(a+b)$ cm H_2O となります。
- bは呼吸性に＋から−へと変動します。
- Aを大気圧に開放すると、通常の水封と同じになります。

> エアリークがあると水封室に回路内からの空気が泡となって出てくるので、エアリークの有無・程度を知ることができます。

ドレーン排液の観察と処置・対応

☑ ドレーン挿入部の観察

- ドレーン挿入部に発赤や滲出などの感染徴候がないかどうかについて観察します。
- ドレーンにマーキングを行い、位置のずれ（挿入長の変化）がないかを観察します。

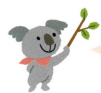

> ドレーン挿入部に皮下気腫が出現したときは、十分なドレナージができていない可能性があります。

> 経時的に皮下気腫の大きさをマーキングし、拡大する場合は医師へ報告が必要です。

☑ 排液の色調・性状

淡血性から白濁へと変わった場合
- 術後の乳びを疑います。外傷性、非外傷性の原因があります。
- まず食事を脂肪制限食にするか、絶食で経静脈栄養にして経過を見ます。
- ドレーン排液の性状変化があった場合、患者さんが食事をとる前に医師に確認してもらう必要があります。

☑ 排液量

血性の排液が大量（100〜200mL/時）に排出された場合
- 術直後で血性や凝血塊を認めたら、出血している可能性があります。
- バイタルサインは問題ないか、輸液・輸血量は十分かどうかを確認します。
- 再手術（止血）を検討します。

バイタルサインの変化にも、注意して確認します。

排液が急激に減少した場合
- ドレーンが閉塞していないかどうかを確認します。
- ドレーンが閉塞している場合は、ミルキングにより閉塞を解除します。

☑ エアリークの観察

- 定期的にエアリークの有無を観察します。
- 同時に、チェスト・ドレーン・バックの水封部分で、呼吸性変動の有無も観察します。

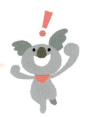

呼吸性変動を認めないときは、胸腔ドレーンが胸腔内圧を反映しておらず、十分にドレナージできていない可能性があるので、注意しましょう。

エアリークを認めた場合
- ドレーンが抜けていないかどうか（自己抜去と事故抜去）を確認します。
- ドレーン・チューブとチェストバックの接続が外れていないかどうかを確認します。

自信がつく！ トラブル発生時の対応

突然、エアリークの持続が見られた場合
- まずはドレーンの固定位置や挿入長に変化がないかなどを確認します。特に患者さんが動いたときに、誤ってドレーンが引っ張られて抜けてしまうことがあります。完全に抜けなくても、ドレーン・チューブの側孔（溝）が体外に出てしまうと、そこから空気を胸腔内に引き込み、気胸になってしまいます。呼吸苦だけでなく、血圧の低下をきたすことがあるため、早く対応しなければなりません。
- 緊急でポータブルの胸部単純X線検査を行い、状態を確認します。その間に、胸部の聴診をして、呼吸音に左右差がないかどうかを確認します。また同時に、ドレーン挿入を行うための準備を進めます。
- 胸部単純X線検査で気胸を確認できれば、アスピレーションキットやトロッカーを挿入し、もとのドレーンを抜去します。

皮下気腫が出現した場合
- 肺からのエアリークがある可能性について、観察して判断します。
- 胸部単純X線検査、胸部聴診を行います。
- ドレナージが有効かどうかについて、検討します。

血圧の低下と呼吸困難を訴えた場合
- 心臓超音波検査、胸部単純X線検査を行います。
- ドレナージが不十分で、心タンポナーデになっていないかを確認します。
- 緊張性気胸を起こしていないかについて、確認します。

☑ 抜去

- 抜去を検討する基準は、次のとおりです。

> - エアリークを認めない。
> - 排液の性状が血性や乳びでない。
> - 排液量が200mL/日以下である。

- 術後にエアリークを認めた場合、胸腔ドレーンをクランプして12～24時間経過観察します。次の項目などを確認したら、抜去します。

> - 胸部単純X線検査で気胸が見られない。　・呼吸苦がない。　・皮下気腫出現がない。

引用・参考文献
1) 出月康夫. 図解ドレナージハンドブック. 東京, 中外医学社, 1995.

（佐々木 孝）

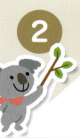

2 縦隔ドレナージ：術後出血を監視し、余剰な体液を排出する

胸骨正中切開で行う心臓手術や、縦隔手術の後に必要となる縦隔ドレーンは、術後出血の監視や余剰な体液の排出を目的として行います。ドレーン挿入部や排液をしっかりと観察して、感染徴候や位置のずれなどを見逃さないようにしましょう。

Point
➡ 縦隔ドレーンは、胸骨正中切開で行う心臓手術や縦隔手術の後に必要となります。
➡ 術後出血の監視や余剰な体液の排出を目的として、縦隔ドレーンを留置します。
➡ ドレーン挿入部や排液を観察し、感染徴候や位置のずれを見逃さないようにします。

心臓手術・縦隔手術後のドレーン管理

☑ 適応
- 縦隔ドレーンは、胸骨正中切開で行う心臓手術や縦隔手術の後に必要です。
- 縦隔ドレナージの適応として、心臓血管外科手術後、縦隔腫瘍摘出後、食道がん術後、縦隔膿瘍・縦隔炎などがあります。
- 術後創部感染による縦隔炎に対しても、ドレナージが必要になることがあります。

☑ 目的
- 術後出血の監視や余剰な体液の排出を目的として、縦隔ドレナージを行います。

> **縦隔とは？**
> - 縦隔は胸腔内の両側肺、横隔膜、胸椎、胸骨に囲まれた部位をいい、心臓や大血管、気管、食道など、重要な臓器を含んでいます。

☑ 留置部位

縦隔炎に対する縦隔ドレーン
- 前縦隔の縦隔炎に対する持続洗浄法です。胸骨上から縦隔内に進めた洗浄用チューブには、縦隔内で多数の孔が開いていて、洗浄液が均一に出ます。
- 心窩部から縦隔内に挿入された誘導用チューブで持続陰圧吸引を行い、洗浄液を回収します。
- 縦隔は胸腔内に存在し、生理的には陰圧であるため、胸腔ドレーンと同様に持続陰圧吸引が必要になります。
- 腹腔ドレーンのように、ドレーン先端を開放する必要があります。

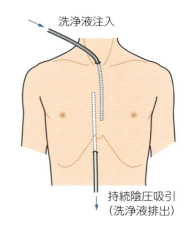

縦隔ドレーンの挿入法
- 胸骨正中切開による心臓・縦隔病変に対する手術操作が終了したら、閉胸前に正中創下端のやや下方にドレーンのサイズに合った小皮膚切開を置き、ブレイクドレーンを挿入します。

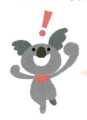

> このとき、必ず腹直筋を貫くように留意します。そうでないと、術後に腹壁瘢痕ヘルニアを合併する原因となってしまうことがあります。

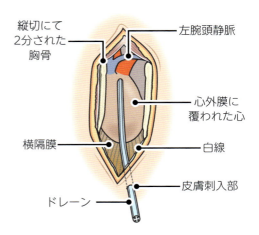

ブレイクドレーンの特徴は？

- 側溝が先端から体外に出る直前まであります。
- 優れた柔軟性と広い内腔を確保し、高い排液効率と安全な操作性を追求した「チャネルプラス™」構造のドレナージカテーテルです。
- スリットとエンドホールの組み合わせにより、先端側と手元側に同時に陰圧がかかり、広範囲からのドレナージを行うことができます。
- スリット溝で吸引圧を分散し、組織のへばりつきや損傷のリスクを低減します。スムーズな抜去で患者さんの抜去痛を軽減します。
- エンドホールルーメンにガイドワイヤを挿入しルートを確保することで、ドレーンの交換が容易になります。

体表の至近まで側溝があるため、気をつけます！

マルチチャネル™ドレナージカテーテルS（シリコーンタイプ／ポリウレタンタイプ）

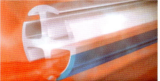
先端側からの吸引

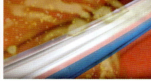
手元側からの吸引

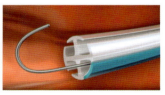
ガイドワイヤを用いたドレーン交換

（画像提供：カーディナルヘルス）

マルチチャネル™ ドレナージ セット（MCDS）の使用方法とカテーテル固定の注意点

吸引開始位置の目安となるスリット開始位置、体表部目安（ドレーン交換時カット目安）にそれぞれ目印があり、「デプスマーク」と呼ばれています。

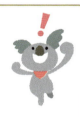

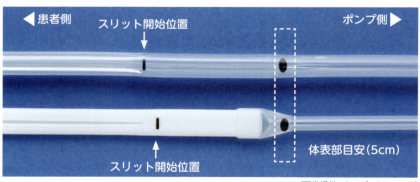

（画像提供：カーディナルヘルス）

- ●（黒丸）は体表部目安となります。
- |（黒線）はスリット開始位置となるので、体外に出ないようにします（吸引ができなくなる可能性があります）。

76

ドレーン排液の観察と処置・対応

☑ ドレーン挿入部
- ドレーン挿入部に発赤や滲出などの感染徴候がないかどうかについて、観察します。
- ドレーンにマーキングを行い、位置のずれ（挿入長の変化）がないかを観察します。

> **ブレイクドレーンの自己抜去と事故抜去**
> - ブレイクドレーンには4つの側溝があり、屈曲してもドレナージの効率が低下しにくい構造になっています。素材がやわらかく、患者さんの痛みが少ないです。ブレイクドレーンの構造的な特徴は、体内に留置している部分の至近まで側溝があることです。チューブには体表部の目安となるマーカーが記されており、体外に見えないように留置・固定します。
> - チューブのマーカーが見えているということは、ドレーンの側溝が体外に近いもしくは体外に出ていることになり、体内に空気を吸い込む可能性があります。胸腔ドレーンの場合は気胸が発生していると考えられるため、注意して対応します。
> - 患者さんが誤ってチューブを抜いてしまうこと（自己抜去）、また意図せずに抜けてしまうこと（事故抜去）は起こりうることですが、ブレイクドレーンが留置された患者さんでは固定がされており、体表部の目安となるチューブのマーカーが見えていないことを確認して、できるだけ自己抜去や事故抜去を避けるように対処します。

☑ 排液の色調・性状

エアリークの観察
- 縦隔ドレーンから空気が持続的に引ける場合、まずドレーンの接続が外れていないかどうかを確認します。

> **ドレーンの接続が外れていない場合**
> - 縦隔胸膜が胸腔と交通し、胸腔内の空気を引いている可能性が考えられます。
>
> **胸骨開放のまま術後管理されている場合**
> - 体外から縦隔に交通した空気を吸っている可能性が考えられます。

☑ 排液量
- 術後は、主に出血量の観察が重要です。
- 術直後は、1時間ごとに排液量を確認します。
- 100mL/時以上の出血が認められた場合には、再開胸による止血が必要です。

> 定期的にドレーンのミルキングを行い、ドレーン閉塞を防ぎます。

> 出血量が多い場合、ドレーンが凝血塊で閉塞し、見かけの出血量を過小評価してしまうことがよくあるため、気をつけましょう。

☑ 抜去
- 術後経過が順調に進めば、排液の性状は血性から淡血性、さらに漿液性へ変化します。
- 排液量が徐々に減少し、1日量が100mL以下となれば、ドレーン抜去を考慮します。

（佐々木 孝）

第②章 実践編 : ③ 心臓・呼吸器系

③ 心嚢ドレナージ：100mL/時以上かつ血性、凝血塊の排液に注意

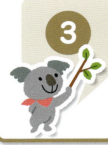

心嚢液貯留や心臓血管外科手術後に挿入することがある心嚢ドレナージでは術後に排液の色調・性状と排液量を観察します。術直後の異常や抜去の基準を覚えて、確実に対応できるようになりましょう。

Point

- ➡ 心嚢ドレーンは、心嚢液貯留や心臓血管外科手術後に挿入することがあります。
- ➡ 術直後、排液が100mL/時以上かつ血性の場合、凝血塊を認める場合は、出血している可能性があるため、医師へ報告します。
- ➡ 排液量が100mL/日以下、性状が淡々血性～漿液性で、抜去を検討します。

心嚢ドレーンの管理

☑ 適応

- 心嚢ドレーンは、心嚢液貯留や心臓血管外科手術後に挿入・留置することがあります。
- さまざまな原因で心嚢液が貯留することがありますが、心嚢液貯留の速度が速く、心膜腔圧が上昇し、右室拡張期内圧を上回ると、右室充満圧が障害されて、心タンポナーデと呼ばれる病態を呈します。

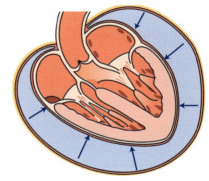

心タンポナーデ

心タンポナーデとは？

- 心タンポナーデの原因として、悪性腫瘍の心膜転移、感染、心筋梗塞後の自由壁破裂、急性大動脈解離、心臓カテーテル治療の合併症（アブレーション、経皮的冠動脈インターベンション〔percutaneous coronary intervention；PCI〕時のガイドワイヤー穿孔）、外傷などがあります。
- 心タンポナーデの所見として、①血圧低下、②頸静脈怒張、③心音減弱といったBeckの3徴のほか、頻脈、頻呼吸、脈圧の減少、奇脈を認めることがあります。

奇脈は、吸気時の収縮期血圧が呼気時と比較して10mmHg以上低下します。吸気時に右室拡張が制限され、静脈還流が減少することで生じる、心タンポナーデに特徴的な所見です。

心膜とは？

- 心膜は臓側心膜と壁側心膜の2層からなりますが、心膜間に心膜腔が形成されており、通常35〜50mLの心嚢液が貯留し、心拍動時の心膜と心臓の間の摩擦を防ぐ働きをしています。

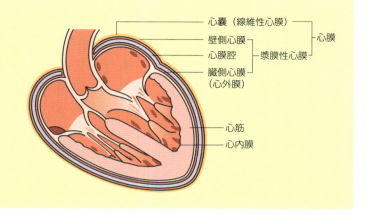

☑ 目的

- 心嚢ドレーンは、心嚢液貯留や心タンポナーデにおける貯留液（血液、リンパ液、膿など）を排出し、心房・心室の圧迫を解除するために留置します。

☑ 留置部位

心嚢穿刺法

- 心臓超音波検査（心エコー）を行い、心嚢まで安全に到達できる経路を選択します。

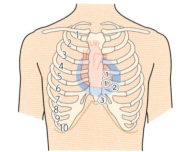

心嚢ドレーンのアプローチ（心嚢穿刺部位）

①胸骨左縁第4・5肋間、②心濁音界左縁第5・6肋間、③左肋・剣状突起角

- 患者さんをセミファーラー位とし、心臓エコーガイド下で剣状突起下から穿刺します。

> **セミファーラー位**
> セミファーラー位とは、膝を少し曲げる体位（上半身を約30°程度起こし、股関節と膝関節を軽く曲げた状態）のことです。

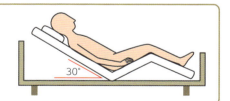

- 心嚢液が吸引できることを確認し、セルディンガー法によりドレーンを挿入します。

> セルディンガー法は、血管を露出せずにカテーテルを血管内に挿入できる方法です。局所麻酔で実施することができます。

心膜切開法

- 心嚢液が血腫を含み細いドレーンチューブでは吸引できない場合や、肺や肝臓が介在するために安全に穿刺できない場合に、心膜切開法を選択します。
- 剣状突起下アプローチが一般的ですが、悪性疾患による心嚢液貯留には胸腔に開窓することも有効です。

剣状突起下からのアプローチ
- 側開胸でアプローチすることがあります。基本的に全身麻酔で実施します。
- 剣状突起から下方に5cm程度の皮膚切開を行い、白線を切開した（腹壁中央部の境目となる白線にメスで小さな切れ込みを入れた）後、胸骨裏面を剥離し、横隔膜の上面で心嚢を求めて、切開、誘導します。

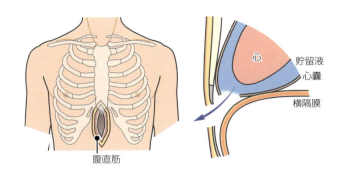

開胸による心膜開窓術
- 横隔神経の前方で心嚢膜を切開して、反転固定することで、早期閉鎖を予防します。

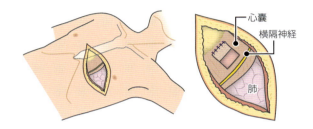

ドレーン排液の観察と処置・対応

☑ バイタルサインの観察
- 心電図をモニターし、心室性・心房性不整脈に注意します。
- 心タンポナーデの解除により、血圧が急に上昇したり低下したりすることがあるため、気をつけます。
- 頻回に血圧測定を行い、血圧低下に対する輸液・輸血投与や血圧上昇に対する降圧薬投与を行えるように準備します。

☑ 排液の色調・性状、排液量
- 術後は、ドレーン排液の性状と量を観察します。
- 術直後、ドレーン排液が100mL/時以上かつ血性の場合、凝血塊を認める場合は、出血している可能性があるため、医師へ報告します。

☑ エアリークの観察
- エアリークがないかを観察して、ドレーンが抜けていないか、ドレーン・チューブとチェスト・ドレーン・バックが外れていないかを確認し、問題があれば対処します。
- 心嚢内は大気圧に対し陽圧であり、自然流出により排液を行うことが可能な場合もあります。

心臓・胸部外科手術後は、心嚢・縦隔と胸腔が交通して陰圧となっている場合もあるため、通常は持続吸引を行います。

☑ 抜去

- バイタルサインが安定していて貧血の進行がないこと、排液量が100mL/日以下で性状が淡々血性〜漿液性になっていることを確認したら、抜去を検討します。

自信がつく! トラブル発生時の対応

100〜200mL/時の出血の持続、頻脈、血圧低下が見られた場合

心臓血管外科手術後の患者さんがICUに入室しました。入室時脈拍数80/分でしたが、1時間後に100/分、2時間後に120/分と頻脈となり、血圧も入室時に120mmHgであったものが1時間後に100mmHg、2時間後に90mmHgと低下しています。心嚢ドレーンからは100〜200mL/時の出血が続いています。どのように対応したらよいでしょうか？

▶ 術後出血による脈拍数の上昇と血圧の低下を疑います。血圧を維持するために十分な輸液・輸血がなされているかどうかを確認します。術後出血 100〜200ｍL/時が数時間続き、循環動態の悪化を招いている場合は、再手術による止血を検討します。ドレーンが出血で閉塞しないように、ミルキングを忘れずに行いましょう。

排液が急に見られなくなった場合

心臓血管外科手術後の患者さんがICUに入室しました。入室時心嚢ドレーン、前縦隔ドレーンから血性の排液がそれぞれ100mL/時で2時間続いていましたが、3時間経過してから急に排液が見られなくなりました。4時間後から、徐々に脈拍数が上昇し血圧が低下しはじめました。どのように対応したらよいでしょうか？

▶ 血圧低下、頻脈、中心静脈圧（CVP）の上昇があれば、ドレーン閉塞による心タンポナーデを疑います。ベッドサイドで超音波検査を行い、心嚢液の貯留を認めれば、診断できます。ドレーンをミルキングして閉塞を解除できる場合もありますが、多くの場合は心嚢内の血腫をドレーンで引ききることができないため、再開胸して心嚢内の血腫を除去する必要があります。

> 医師との連携が大切です。患者さんの容態が悪くなる前に、予測しながらケアを進めましょう。医師とは些細なことでも報告したり、相談し合える関係づくりが必要です。

（佐々木 孝）

第2章 実践編 : 4 腎・泌尿器系

1 経尿道的内視鏡手術後のドレナージ：血腫、腫瘍、結石などで閉塞しないように注意する

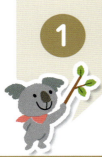

泌尿器科の入院手術の多くは、内視鏡手術になります。他科では尿道カテーテルを留置する目的は排尿量を管理することのみですが、泌尿器科では尿路が術野となることも多いため、排液の色調・性状や排液量も観察します。

Point

- ➡ 手術中に内視鏡で膀胱・尿管や尿道などの尿路を確認するために、灌流液を使用して、尿路を十分に拡張させて、観察・処置します。
- ➡ 術後は尿路を除圧してドレナージし、尿道カテーテルが血腫、腫瘍、結石などで閉塞しないように観察します。
- ➡ 他科の手術では尿道カテーテルは尿量管理目的のみですが、泌尿器科手術後においては尿量の管理および尿路のドレナージという2つの目的があります。

経尿道的膀胱腫瘍切除術後のドレーン管理

☑ 適応
- 膀胱腫瘍（多くが悪性腫瘍）を内視鏡下で切除した後に、ドレーンを留置します。

☑ 留置部位
- 尿道カテーテルを膀胱内ドレナージ目的で留置します。

☑ 膀胱カテーテルの目的
- 膀胱内を常に空にして、膀胱内圧を下げることにより、膀胱の傷をくっつきやすくして、創傷の治癒や止血を促します。
- 出血が止まりやすくなるようにします。
- 術後の排液（尿）の性状を観察するために用います。

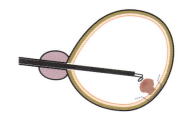

経尿道的膀胱腫瘍切除術

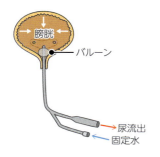

2wayバルーンカテーテル

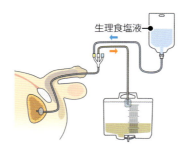

3wayバルーンカテーテル

通常は感染予防のために侵襲の少ない2wayバルーンカテーテルを使います。カテーテル留置中に結石や凝血塊結成の予防目的などで膀胱洗浄を行う可能性がある場合は、3wayバルーンカテーテルを使います。

☑目的

- 術後出血を早期発見するために留置します。
- 膀胱壁の癒合・治癒を促進するために行います。

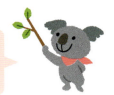

切除範囲が広いと出血が予想されるので、3wayバルーンカテーテルを留置して灌流（持続）します。

自信がつく！ バルーンカテーテルからの脇漏れへの対応

- バルーンカテーテルの留置中に、尿が尿道口から脇漏れすることが時にあります。バルーンカテーテルが詰まっているようであれば理解できますが、詰まっていなくても脇漏れを起こすことがあります。
- これは患者さんがバルーンカテーテルを留置しているときに自力排尿をしようとすると起こることが多く、違和感を感じている可能性が考えられます。
- そのような場合は、坐薬を使用して、力を抜くことを教えます。
- 患者さんには、「尿道カテーテルが入っているため、尿を出そうとしなくても尿は勝手に排出されます。無理に尿を外に出そうとすると、逆に違和感や痛みが強くなります」と伝えます。「違和感が強いときは坐薬でやわらげますが、使用しますか？」と聞くのもよいでしょう。

バルーンカテーテルの違和感とは？

- バルーンカテーテルは男性・女性ともに膀胱内にバルーンを引っかけて留置するものであるため、留置中にはとてつもない違和感が出ます。泌尿器科手術の術後では膀胱内が術創部となるため、違和感や痛みはさらに強くなります。
- バルーンカテーテルの違和感に対して、下腹部に力を入れ続ける患者さんをたまに見かけますが、ボルタレン®などの坐薬を使用して、違和感が少しでも早くなくなるようにします。
- 下腹部に力が入り続けると、違和感は逆に増してしまい、血尿がひどくなることもあります。
- 術後のバルーンカテーテル留置は1日以上続くことが多く、力を入れ続けるには無理があります。患者さんに対しては坐薬で違和感を抑え、深呼吸してもらいながら、カテーテル留置を受け入れるように力を抜く方法を教えます。

自信がつく！ 膀胱内灌流時の処置・対応

- 膀胱内灌流では、膀胱内に生理食塩液を灌流させます。
- 膀胱内灌流は切除量・切除範囲のより多い患者さんで、術後の血尿コントロール不良が予想される場合や、実際に不良である場合に行われます。
- 血腫を膀胱内につくらせないようにして、カテーテルの血腫による閉塞を予防します。
- カテーテルが閉塞すると膀胱が拡張し、膀胱内圧が逆に上昇してしまうと出血部位が拡張するため、さらなる出血の原因となることがあります。しっかり観察して、閉塞を未然に防ぎます。
- 膀胱内を灌流する生理食塩液の投与において、シリンジポンプは絶対に使用してはいけません。自然的滴下で速度が足りない場合はすでに血栓でカテーテルが閉塞し

かかっている可能性があります。その状況でシリンジポンプを使用して膀胱内に生理食塩液を押し込むと、膀胱が破裂してしまう可能性があるため十分に注意します。
- 自然滴下で速度が足りない場合は、まずはカテーテルをミルキングし、その後は必要に応じてシリンジ（カテーテルチップ）で陰圧をかけて、閉塞を解除してから生理食塩液につなぎ直します。

経尿道的前立腺切除術後のドレーン管理

適応
- 肥大した前立腺を内視鏡下で切除した後に、留置します。切除量・切除範囲・血尿に応じて、2wayバルーン・3wayバルーン・3wayヘマチュリアバルーンのいずれかのカテーテルを選択します。灌流が必要なければ2wayバルーン、必要なら3wayバルーン、また灌流に加えて牽引まで必要な場合は3wayヘマチュリアバルーンを使用します。

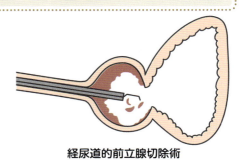

経尿道的前立腺切除術

尿道から内視鏡（切除鏡）を挿入し、肥大した前立腺を電気メスで切除します。

留置部位
- 膀胱内に留置します。

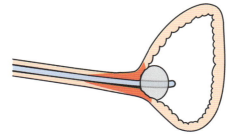

バルーンカテーテルの留置

目的
- 術後出血を早期発見します。
- カテーテルの閉塞を防止します。
- 前立腺切除部の圧迫止血を行います。
- 創部の癒合・治癒を促進します。
- 灌流に関する注意は、3wayバルーンと同様です。

3wayヘマチュリアバルーンカテーテル留置による圧迫止血

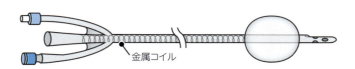

金属コイル

3wayヘマチュリアバルーンカテーテル

- 3wayヘマチュリアバルーンをカテーテル留置し、さらに牽引して圧迫止血を行えます。

- 牽引することで、切除部分（赤線部）をさらに圧迫止血します。
- ヘマチュリアバルーンカテーテルでは、バルーンを膨らませた後に牽引し、膀胱頸部、前立腺部からの出血に対して圧迫止血を行います。
- バルーンの内部に金属製のコイルが装着されています。

> 経尿道的前立腺切除術の術後以外では、使用することはほとんどない特殊なバルーンです。通常のバルーンカテーテルより高価なものであるため、牽引による膀胱頸部および前立腺部の圧迫止血が必要ない場合には使用しないようにしましょう。

経尿道的手術後のバルーンカテーテルによる尿路ドレナージ

- 経尿道的手術では、手術中に内視鏡で膀胱・尿管や尿道などの尿路をしっかり確認するために、灌流液を使用して、尿路を十分に拡張させて観察・処置します。
- 術中は尿路は高圧となり、臓器に負担がかかります。この高圧により、細菌が尿管・腎盂などに押し上げられ、さらに腎臓の血管内まで逆流することがあり、術後に腎盂腎炎を起こすこともあります。
- 特に上部尿路に対する尿管鏡検査や、尿管砕石術などの内視鏡手術では、感染が重症化すると敗血症となることもあります。そのため、術後はしっかりと尿路を除圧し、ドレナージすることが大切です。
- 術後に尿道カテーテルが血腫、腫瘍、結石などで閉塞しないように観察します。
- 尿道カテーテルが流れていないと思ったら、ミルキングします。
- ミルキングしても流れていない場合は、カテーテルチップ（シリンジ）で陰圧をかけると小さな血腫（結石であれば閉塞）が解除されることがあります。

ドレーン排液の観察と処置・対応

排液の色調・性状

- 経尿道的手術後の3wayバルーンカテーテルによる膀胱内灌流中は、血尿スケールがⅠ～Ⅱとなるように灌流のスピードを調節する必要があります。
- 血尿スケールがⅢ以上の場合は、灌流速度を早める指示を医師からもらいます。

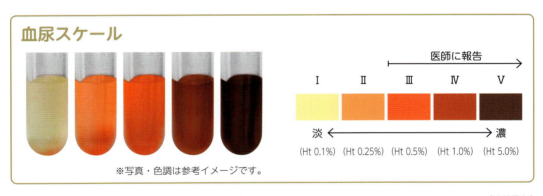

血尿スケール
※写真・色調は参考イメージです。

（遠藤勇気）

第 ② 章 実践編 : ④ 腎・泌尿器系

2 経尿道的尿管砕石術後のドレナージ：灌流、除圧、治療、同定に対応しよう

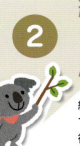

経尿道的尿管結石破砕術では、尿管鏡下に尿管結石を破砕します。術中は、内視鏡で尿管内をしっかり観察するために、灌流液（生理食塩液）を大量に使用します。術後は、尿管ステントを尿路の除圧および尿管結石による閉塞性腎盂腎炎の治療を目的として留置します。また、術中の尿管の同定を目的として留置することもあります。

Point
- ➡ 血尿があっても膀胱や尿管を切除したわけではないので、血尿は結石を破砕した際の周囲の組織からの出血、または内視鏡留置時の出血であり、多量の出血ではないことが多いため、血尿コントロールは良好であることが多いです。
- ➡ 経尿道的膀胱腫瘍切除術（TURBT）や経尿道的前立腺切除術（TURP）後とは異なり、灌流（3wayバルーンカテーテル留置）を行うことはまずありません。

経尿道的尿管砕石術後のドレーン管理

☑ ダブルJステント

適応
- 経尿道的尿管砕石術（transurethral ureterolithotripsy；TUL）後に留置します。

WJステントは、double Jステントのことです。

留置部位
- 腎盂から尿管内を経由し、膀胱まで留置します。

目的
- 術後の汚染尿の排泄促進を目的として、留置します。
- 腎盂・膀胱間における尿の停滞をなくし、尿の流れをスムーズにすることにより、尿管内の圧を下げます。
- 尿管壁浮腫による尿管の閉塞防止を目的として留置します。
- 尿管内にやわらかいストローのような細い管を留置することで、尿管の閉塞（内外からの原因ともに）を解除します。

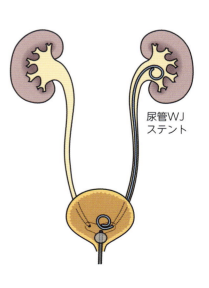

尿管WJステント

> **ダブルJステントのその他の利用法**
> - ダブルJステントは、経尿道的結石破砕術後以外にも使用します。
> - 腎盂内の汚染尿をドレナージする目的（感染コントロール：閉塞性腎盂腎炎）で、結石嵌頓やがんのリンパ節転移・浸潤による水腎症などに使用します。
> - 腎盂内の尿をドレナージし、腎盂内圧を下げる目的（疼痛コントロール）で、結石嵌頓やがんのリンパ節転移・浸潤による水腎症などに使用します。
> - 術中の尿管の位置の視標として、留置します。尿管は細く術中に見落とされやすいため、尿管ステントを留置することで尿管が硬く触れ、手術中（特に開腹手術）に尿管の位置の目安となります。

膀胱2wayカテーテル

適応
- 経尿道的尿管砕石術（TUL）後に行います。

留置部位
- 膀胱内に留置します。

腎臓と膀胱の位置関係

腎臓のほうが膀胱より背中側にあるため、尿管ステント留置のみでは臥床時に汚染尿が腎臓から排泄されません。

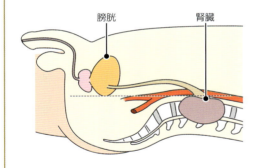

術後に歩行可能となるまでは、膀胱カテーテルが留置されていないと尿が腎臓に逆流してしまいます。

尿道バルーンにつないだ排尿バッグが腎臓よりも低い位置にあることを、必ず確認しましょう。

目的
- 術後の汚染尿の排泄促進を目的として、留置します。

ドレーン排液の観察と処置・対応

排液の色調・性状
- 排液は尿道カテーテルから排出されるため、術後の尿所見に準じます。
- 尿管ステント（異物）が挿入されているため、血尿が出ることもあります。

排液量
- 術後の尿所見に準じます。
- 尿路を手術しない手術における通常の尿と同等の判断で対応します。
- 異常時は、医師に報告します。

（遠藤勇気）

第 2 章 実践編 ： 4 腎・泌尿器系

3 前立腺全摘除術後のドレナージ：ドレーンよりも先にバルーンカテーテルを抜去しない

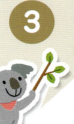

前立腺全摘除術後は、膀胱尿道吻合部の内側と外側両方にバルーンカテーテルを留置します。腹部外科の手術と異なり、ドレーンより先にバルーンカテーテルを抜去することはまずありません。術後、尿が尿路外に多少リーク（流出）しても、感染尿でなければ問題のないことが多いです。

Point
- ➡ ドレーンより先にバルーンカテーテルを抜去することはまずありません。
- ➡ 尿が尿路外に多少リークしても、感染尿でなければ問題のないことが多いです。

前立腺全摘除術後のドレーン管理

☑ 適応
- 前立腺全摘除術で前立腺・精嚢を切除し、膀胱と尿道を吻合した後に、留置します。

> 前立腺がんは、男性で最も起こりやすいがんです。

☑ 留置部位
- 前立腺全摘徐術後の骨盤底と腸管吻合部付近、縫縮部付近に留置します。

> バルーンを抜くのは最後です。

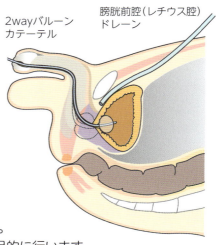

2wayバルーンカテーテル　膀胱前腔（レチウス腔）ドレーン

- 術後、尿は尿路外に多少漏れても感染尿でなければ問題がないことが多いです。

☑ 目的

2wayバルーンカテーテル
- 尿道膀胱吻合部のリーク防止を目的に留置します。
- 尿道膀胱吻合部および創部の癒合・治癒の促進を目的に行います。

膀胱前腔（レチウス腔）ドレーン
- 術後出血を早期発見するために、留置します。
- 膀胱縫縮部からの尿のリークを早期発見するために行います。

> **自信がつく！ 異常時の処置・対応**
> - 異常時はまず医師に報告します。
> - 出血が疑われた場合は、バイタルサインを確認し、血液検査、輸血、（緊急）CT検査などを行います。
> - 尿のリークが疑われた場合、ドレーン排液のクレアチニン値測定、膀胱造影検査などを行い、尿道カテーテルの留置期間を延長する（縫合部の創傷治癒を目的として）こともあります。

ドレーン排液の観察と処置・対応

☑ 排液の色調・性状
- 術直後は薄い赤色、翌日以降は薄い赤色〜やや黄色になります（腹腔ドレーンに準じる）。

［鮮血様］
- 経時的に鮮血様の排液が増え続けたら、出血を疑い、すぐに医師に連絡します。

［尿様］
- 尿様の排液では膀胱縫縮部からの尿のリークを疑い、医師に連絡します（緊急ではない）。

☑ 排液量
- 術直後は、洗浄液などの排出があるため、排液量が一時的に増えることがあります。
- 50mL/日以下となれば、ドレーンの抜去を考慮します。

> **自信がつく！ 異常時の処置・対応**
> - 出血が疑われた場合は、バイタルサインの確認、血液検査、輸血、（緊急）CT検査などを行います。
> - 尿のリークが疑われた場合、インジゴカルミン投与後の尿の色の確認、ドレーン排液のクレアチニン値測定、膀胱造影検査などを行い、吻合部の創傷治癒を目的として尿道カテーテルの留置期間を延長します。
> - 出血や尿のリークが疑われる場合は、医師に報告します。

（遠藤勇気）

第2章 実践編 : 4 腎・泌尿器系

4 膀胱全摘除術後のドレナージ：リーク・出血を早期発見し、滲出液を除去

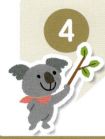

膀胱全摘除術後は、腸管吻合部ドレーン（回腸導管・新膀胱造設時）で吻合部のリーク（流出）を、骨盤底ドレーンで出血を早期発見し、滲出液を除去します。どのような方法で手術を行ったのかをしっかりと確認して、ドレーン管理を行いましょう。

Point
- ➡ 腸管吻合部ドレーン（回腸導管・新膀胱造設時）は、吻合部のリークの早期発見を目的として留置します。
- ➡ 骨盤底ドレーンは術後出血の早期発見、骨盤腔の滲出液の除去を目的として行います。
- ➡ 術中にインジゴカルミンを使用している場合は、排尿が青くなります。

膀胱全摘除術後のドレーン管理

☑ 腸管吻合部ドレーン（回腸導管・新膀胱造設時）

適応
- 尿路変更として腸管を使用した場合に、小腸を一部離断して再吻合します。

留置部位
- 腸管吻合部に留置します。

目的
- 吻合部のリークの早期発見を目的として、留置することがあります。

近年は機械吻合を行っていることがほとんどで、腸管吻合部の早期リークはほとんど見られないため、留置しないこともあります。

☑ 骨盤底ドレーン

適応
- 基本的に全例で留置します。

留置部位
- 骨盤底に留置します。
- 膀胱全摘除術後にできた空間に留置します。

目的
- 術後出血の早期発見を目的として、留置します。
- 骨盤腔の滲出液を除去するために留置します。

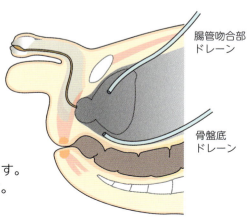

腸管吻合部ドレーン

骨盤底ドレーン

✅ シングルJステント

適応
- 新膀胱造設・回腸導管・尿管皮膚瘻で留置します。

SJステントは、single Jステントのことです。

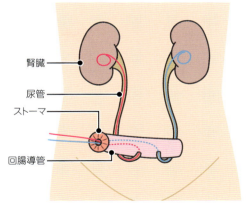
尿管ステントシングル J 右(赤)
尿管ステントシングル J 左(青)

留置部位
- 左右腎盂内に留置します。

目的
- 尿管／導管吻合部の癒合・治癒の促進を目的として、留置します。

ドレーン排液の観察と処置・対応

✅ 排液の色調・性状
- 薄い血尿であることがほとんどです。

濃い血尿となることは、滅多にありません。

- 術中にインジゴカルミンを使用している場合は、排尿が青くなります（異常ではない）。
- 青い尿と血尿が混ざり、黒く見えることもあります。
- 異常時は、前立腺全摘除術の血尿への対応に準じるため、医師に報告します。

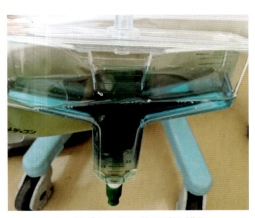
インジゴカルミン使用時の排尿

✅ 排液量
- 排液量＝排尿量となります。
- 排液量（排尿量）が少ないなどの異常時は、術後の尿量低下に準じて対応するため、医師に報告します。

（遠藤勇気）

第2章 実践編 : 4 腎・泌尿器系

5 腎摘除術・腎部分切除術後のドレナージ：経路で排液量に差が出る

腎摘除術後は術後出血の早期発見、腎部分切除術後は術後出血の早期発見と術後尿瘻の早期発見を目的としてドレナージを行います。腎臓摘出の経路（経腹膜的切除または経後腹膜的切除）により、術後ドレーンの排液量に差が出ることに注意して、ドレーン管理を行いましょう。

Point

- ➡ 腎臓摘出の経路（経腹膜的切除または経後腹膜的切除）により、術後ドレーンの排液量に差が出ます。
- ➡ 経腹膜的切除の場合は腎臓摘出後の空間と腹腔内が交通していることから、ドレーンには腹水も流出してくるため、排液量が100mL/日以上となることがあります。
- ➡ 経後腹膜的切除の場合は腎臓摘出後の空間と腹腔内が交通していないことから、腹水の流入はなく、排液量は比較的少なくなります。

腎摘除術・腎部分切除術後のドレーン管理

☑ 適応
- 腎摘除術後や腎部分切除術後に留置します。

☑ 留置部位
- 腎臓は後腹膜臓器であるため、腎摘除術後のドレーンは後腹膜腔に留置します。
- 腎床部ドレーンでは、腎摘除術後の欠損部に留置します。
- 腎切離面ドレーンでは、腎部分切除術後の欠損部に留置します。

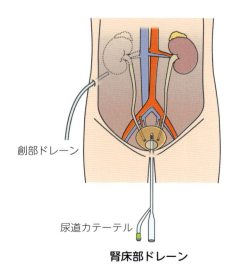

腎床部ドレーン

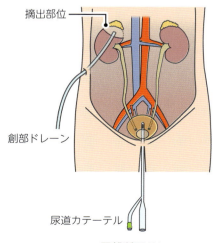

腎離断面ドレーン

目的
- 腎摘除術後に、術後出血の早期発見を目的として留置します。
- 腎部分切除後に、術後出血、術後尿瘻の早期発見を目的として留置します。

ドレーン排液の観察と処置・対応

排液の色調・性状
- 経腹膜的切除術後は、腹腔ドレーンに準じて対応します。
- 経後腹膜的切除術後は、膀胱前腔ドレーンと同様に対応します。
- 鮮血様、経時的に量が増え続ける場合は、出血を疑い医師にすぐに連絡します。
- 尿様の場合、腎盂縫合部からの尿のリーク（流出）を疑い医師に連絡します（緊急ではない）。

> 腎部分切除術後のみ、尿様の排液が見られることがあります。これは異常なので、医師に報告します。腎摘除術後では腎臓全体を摘出しているため、尿のリークはまず起こりません。

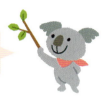

自信がつく！ 異常時の処置・対応
- 出血が疑われた場合、バイタルサインの確認、血液検査、輸血、（緊急）CT検査などを行います。
- 尿のリークが疑われた場合、インジゴカルミン投与後のドレーンの色を確認します。インジゴカルミン投与後は尿が青くなるため、尿のリークがありドレーンから尿が出ている場合はドレーンが青くなります（もちろん尿も青くなります）。ドレーン排液のクレアチニン値測定、造影CT検査などを行い、ドレーン留置の継続となりますが、場合によっては尿管カテーテルを留置することもあるため、医師に報告します。

排液量

経腹膜的切除の場合
- 腎臓摘出後の空間と腹腔内が交通しており、ドレーンには腹水も流出するため、排液量が100mL/日以上となることがあります。腹腔ドレーンに準じて、対応します。

経後腹膜的切除の場合
- 腎臓摘出後の空間と腹腔内が交通していないことから、腹水の流入はなく、排液量は比較的少なくなります。後腹膜ドレーンに準じて、対応します。
- 排液量が少なくなれば、ドレーンを抜去します。
- 異常時は、医師に報告します。

（遠藤勇気）

第 2 章　実践編 : 5 乳腺・婦人科系

1 乳がん手術後ドレナージ：術式・範囲によって異なるドレーン管理

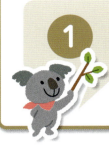

乳腺は体表に位置しており、術後ドレーンなどの創部管理は術後の整容性や疼痛、また術後治療開始時期に影響するため、しっかり行いましょう。

Point
- ➡ 術後出血の有無の確認、摘出部位の死腔の消失などを目的として行います。
- ➡ 閉鎖式ドレーンバック（一体型）、開放式ドレーンなどを用います。
- ➡ 1日排液量は、手術操作の範囲、リンパ節郭清の有無に影響されます。

乳房切除・乳房温存術後のドレーン管理

☑ 適応
- 乳房切除・乳房部分切除、乳房再建手術などで留置します。

☑ 目的
- 術後出血の有無を確認します。
- 術後創の治癒促進を補助します。
- 摘出部位の死腔の消失を図ります。

> **自信がつく！ 乳がん手術で使用するドレーンの種類**
> - 術後出血の有無の確認、摘出部位の死腔の消失などを目的として、閉鎖式ドレーンバック、開放式ドレーンなどを用いて行います。
> - 閉鎖式ドレーンバック（一体型）：J-VAC®、SBバック、リリアバック® など
> - 開放式ドレーン：ペンローズドレーン

☑ 留置部位

乳房切除術
- 乳房切除時に、前胸部に閉鎖式ドレーンを留置します。
- 腋窩リンパ節郭清時に、腋窩部に閉鎖式ドレーンを留置します。

乳房温存術
- 手術操作範囲の大きさにより、腫瘍摘出部位に閉鎖式ドレーンまたはペンローズドレーンを留置します。

> 乳房温存手術では、術者の嗜好でドレーンを入れなかったり、ペンローズドレーンや通常のドレーンを入れることがあります。開放式のペンローズドレーンを挿入・留置する場合、死腔内部のたまり（液体）の排出に伴うガーゼ汚染が見られますが、前胸部全体の腫脹・膨隆がなければ経過観察とします。

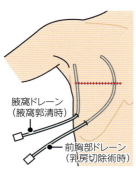
乳房切除術

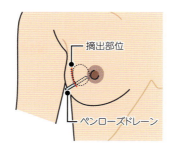
乳房温存術

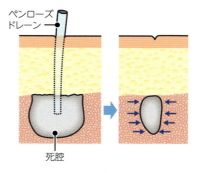
ペンローズドレーンの留置

> **たまりを放置するとどうなる？**
> - 死腔周囲に被膜が形成されると、その後体外から穿刺しても死腔は消失することはなく、慢性漿液腫となります。
> - 漿液腫の周囲に肉芽腫性炎症が起きると、乳房の変形（硬いしこり）や疼痛を引き起こすことがあります。
> - 漿液腫に皮膚から侵入した細菌が感染し、術後の創傷治癒遅延を引き起こすことがあります。

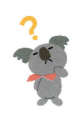

抜去
- 閉鎖式ドレーンの場合は、陰圧を解除してから抜去します。
- ドレーンが入っている部位を皮膚の上から優しく押さえながら、ゆっくり抜去します。
- ドレーンの摩擦に伴う疼痛、周囲の組織へのダメージに伴う出血に気をつけます。

ドレーン排液の観察と処置・対応

排液の色調・性状

- 術後の排液は血性から淡血性へ、血漿が分離して、漿液性（淡黄色透明）へ変化します。

色調・性状	原因	検査	対策
暗赤色・鮮血色	術後出血	● 排液量を確認する。 ● 創部を確認する。 　・前胸部の膨隆、皮下出血斑の有無 ● 血液検査を行う。	弾性包帯やバストバンドで圧迫する（血腫除去や止血術が必要となることもある）。
白濁色（膿性）	感染	● 排液の性状を確認する。 　・粘性の高い白濁した内容物 ● バイタルチェック（発熱の有無）を行う。 ● 血液検査を行う。 ● 培養検査（排液またはドレーン先端）を行う。	● 抗生物質を投与する。 ● 原因物質を除去する（ドレーン抜去）。 ● 死腔内の洗浄処置を行う。
乳び様	リンパ管損傷（リンパ節郭清などで非常に稀な頻度で起こる。左側に多い）	● 排液の性状、排液量を確認する。 　・脂肪球を含み、さらさらとした乳白色を呈する。 　・排液量が多い（100mL/日前後）状況が継続する。	● 絶食、補液、脂肪制限食、高蛋白食、中鎖脂肪酸（サプリメント）投与などの保存的治療を行う。 ● 数週間の治療経過を要することが多い。 ● 漏出部の同定が困難なことが多く、外科的治療が難しい。

- 血性が続いたり、排液量が大幅に増えたり、逆にまったく排出されない場合は、トラブルが起きている可能性があります。

☑ 排液量

- 手術操作の範囲、リンパ節郭清の有無に影響されます。
- 糖尿病や肥満の患者さんでは排液量が多い傾向にありますが、排液量は徐々に減少していきます。
- 通常の乳房切除術や腋窩リンパ節郭清では50mL/日以下、乳房同時再建では人工物（エキスパンダー）で20～30mL/日以下、自家組織再建で30/mL以下を目安にドレーンを抜去します。

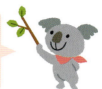

抜去基準に満たず、やや排液量が多い場合でも、術後感染予防の観点から術後1週間程度を目安に抜去します。

主なドレーンの種類と特徴

	術式	メリット	抜去時期	排液量の目安
開放式ドレーン	●腫瘤摘出術 ●乳房部分切除術 ●切開排膿	●ドレーン管理が不要。	翌日（切開排膿の場合は排膿状況により異なる）	●排液量は測定できない。
閉鎖式ドレーン	●乳房切除術 ●乳房部分切除術 ●乳房再建手術 ●腋窩リンパ節郭清術	●多量の排液量に対応できる。 ●排液量を測定できる。 ●排液の性状を確認できる。 ●持続的に陰圧をかけられる。	●1週間程度	●乳房切除術：50mL/日以下 ●腋窩郭清：50mL/日以下 ●人工物（シリコンインプラント、ティッシュエキスパンダー）：20～30mL/日以下 ●自家組織再建：30mL/日以下

自信がつく！ トラブル発生時の対応

- 排液量が極端に少ない場合や、急に少なくなった場合は、ルートの屈曲・閉塞が起きていないかどうかを確認します。

  - 固定の糸がきつすぎないか？
  - ルートが屈曲していないか？
  - 凝血塊によりドレーン閉塞が起こっていないか？

ドレーン閉塞が起こっている場合は、ミルキングを行い閉塞を解除します。

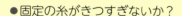

引用・参考文献

1) Xiao-Dong He. et al. Whether drainage should be used after surgery for breast cancer? A systematic review of randomized controlled trials. Med Oncol. 2011, 28(1), S22-S30.
2) Arwa Ashoor. et al. Chyle Leak After Axillary Node Clearance in Breast Cancer Surgery — A Rare Complication and a Proposed Management Strategy from the British and Italian Experience. Ann Surg Oncol. 29(13), 2022, 7992-9.

（栗田智子）

第 2 章 実践編 : 5 乳腺・婦人科系

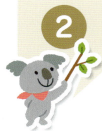

2 甲状腺手術後ドレナージ：出血、創部腫脹、乳び漏に気をつけよう

甲状腺は気管に隣接している臓器であり、術後の出血は気道を圧迫し、発症後短時間で窒息に至る危険があります。ドレーンからの排液の性状にかかわらず、頸部腫脹や呼吸苦があった場合はすぐに医師に報告し、緊急創部開放の準備をします。ドレーンだけに頼らず、身体所見に注意しましょう。

Point
- ➡ 頸部腫脹、呼吸苦、頸部痛など身体所見を見逃さないように気をつけます。
- ➡ ドレーンの所見を過信することなく、身体所見に注意して観察します。
- ➡ 甲状腺手術の術後出血は生命の危機にかかわるため、異常があればすぐに医師へ報告します。

甲状腺手術後のドレーン管理

☑ 適応
- ドレーンは、甲状腺の切除範囲やリンパ節郭清の範囲に合わせて、使用するかどうかを決めます。

☑ 留置部位
- 甲状腺の切除範囲やリンパ節郭清の範囲に応じて留置します。
- ドレーン留置のリスクとして、新たな瘢痕の形成、頸部不快感、入院期間の長期化、創部感染などがあります。

☑ 目的
- 術後、創内にたまった血液やリンパ液を外部に排出するために留置し、排液の色調・性状や排液量に応じて抜去時期を決めます。

☑ 抜去
- ドレーン排液が漿液性〜血性であれば、50mL/日以下を目安として抜去します。

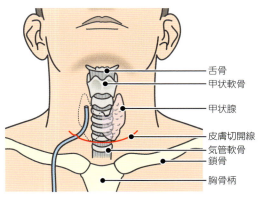

外側リンパ節郭清を行った場合は、食事開始後に乳び漏（淡黄色〜白色）がないことも確認します。

ドレーン排液の観察と処置・対応

☑ 出血

排液の色調・性状

- 術後出血を見逃さないように、観察します。
- 甲状腺は気管に隣接しており、創内の出血はすぐに窒息を引き起こしてしまうことに注意します。

> **観察時の注意点**
> - 何より大事なのは身体所見です。注意して観察してください。
> - 術後6時間以内が出血のゴールデンタイム（回復が見込まれる時間）です。頻繁に注意深く観察します。
> - 窒息する前にすみやかに創部開放ができるかどうかが、極めて重要なポイントです。
> - 創部がガーゼで隠れている場合は、一度それを取ってしっかりと創部を直接観察しましょう。
> - 6時間を過ぎても出血することはあります。油断しないようにしましょう。

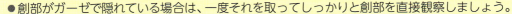

排液量

- 鮮血色の排液が持続的に出ていないかなど、排液の性状・量をドレーンで確認します。
- 頸部がパンパンに腫れて硬くなっていないか、呼吸苦はないか、患者さんが我慢できないほど痛がっていないかなど身体所見を観察し、バイタルサインは安定しているかも頻繁に確認します。
- ドレーンが留置されている場合は、排液の性状と量を確認し、記録します。

> ドレーンに陰圧はかかっているか（空気が入って膨らんでいないか）、ねじれや屈曲はないか、排液に悪臭はしないか（感染の有無）をこまめにチェックしましょう。

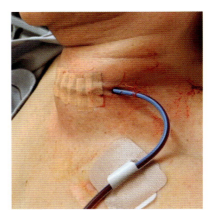

創部腫脹

> **自信がつく！ トラブル発生時の対応**
> - 少しでも術後出血が疑われたら、自信がなくてもすぐに医師に報告（ドクターコール）してください。
> - 術後出血は「時間との戦い」です。医師が駆けつけるまでに、創部開放のための器具など（クーパーなどのハサミ、鑷子、多めのガーゼ、ゴミ袋など）を用意しておきます。

☑ リンパ漏、乳び漏

排液の色調・性状
- リンパ漏、乳び漏を見逃さないように気をつけて観察します。
- 外側頸部リンパ節郭清時は、胸管損傷に注意します。

特に"左側"で起こりやすいです！ 胸管損傷時は、ドレーンに白黄色の排液が見られます。

排液量
- 急に排液が減少した場合は、ドレーン閉塞、術後出血に注意し、創部を観察することが重要です。
- 脂肪分を含む食事を摂取した後は、乳びと呼ばれる白濁した排液が大量に排出されます（乳び漏）。

自信がつく！ トラブル発生時の対応
- 食事開始後に排液が白濁化してきた場合も、乳び漏が疑われます。
- すぐに医師に連絡し、絶食管理や創部圧迫、再手術を検討します。

- リンパ漏、乳び漏の場合は、絶食・補液管理とし、創部をガーゼで圧迫します。

- 排液量が減少しない場合は、再開創して胸管を結紮するために再手術を行います。

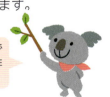

甲状腺手術後のドレーンでは、術後6時間以降から排液が減少します。

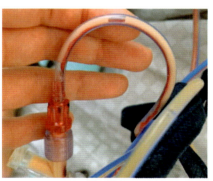

乳び漏

- 胸腔内にリンパ液がたまった場合は乳び胸となります。X線像を撮影し、胸腔ドレーンを挿入します。

引用・参考文献
1) 清水一雄ほか. 甲状腺・副甲状腺手術後のドレナージ. 手術. 62 (11), 2008, 1497-502.
2) Minami, S. et al. Timing of drainage tube removal after thyroid surgery : a retrospective study. Surg. Today. 44(1), 2014, 137-41.

（伊藤 良、長岡竜太）

第 ② 章 実践編 ⑤ 乳腺・婦人科系

3 内視鏡手術後ドレナージ：術後の再出血、ドレーンの閉塞に注目しよう

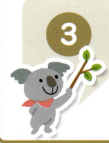

乳腺・婦人科系において内視鏡手術後のドレーン留置部位は、主に骨盤内、後腹膜、皮下となります。ドレーンの留置部位ごとに目的の違いを理解して、排液の性状や排液量に注意して観察しましょう。

Point
→ 内視鏡手術後のドレーン留置部位は、主に骨盤内、後腹膜、皮下です。
→ 留置目的は、主に情報ドレナージと予防的ドレナージです。
→ 情報ドレナージでは排液の性状に、予防的ドレナージでは排液量に注目します。

骨盤内ドレーンの管理

☑ 適応
- 悪性腫瘍手術、骨盤内膿瘍、骨盤腹膜炎、腸管合併切除、尿路再建術、卵巣出血などで適応となります。

☑ 留置部位
- 骨盤内に留置します。
- 骨盤底の腹腔内に、プリーツドレーンを留置します。

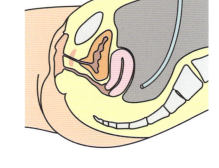

☑ 目的
- 主に情報ドレナージを目的に留置します。
- 情報ドレナージとして、排液の性状に注目します。

☑ ドレーン排液の観察と処置・対応

排液の色調・性状
- 排液の性状に注意して、観察します。

　　悪性腫瘍手術などの大規模手術では、術後の再出血に気をつけます。

　　術後1日目のドレーン排液の性状は、淡血性や黄色が適切です。

- 腸管、尿管、膀胱などの周辺臓器の切除術を行った場合は、縫合不全による排液の性状の変化に注意します。
- 膿瘍のドレナージ手術では、排液が澄んでいることを確認します。

　　混濁が強くなる場合は、感染の再燃を疑います。

　　癒着防止剤（インターシード®）を使用している場合、排液が暗赤色調を示すことがあります。術中の使用材料の有無にも注意しましょう。

> **自信がつく！ トラブル発生時の対応**
> ドレーン・チューブ内の排液が急に血性になった場合
> ● 再出血が考えられます。　● バイタルを測定します。
> ● 医師に報告します。

排液量
- 排液量は術式により、さまざまです。
- 1日数十～数百ミリリットルと幅があります。
- がん性腹膜炎、リンパ節郭清後では、非常に多くなることがあります。
- 排液量そのものよりも、性状の変化に注意します。

後腹膜ドレーンの管理

☑ 適応
- リンパ節郭清術などで、適応となります。

☑ 留置部位
- 骨盤後腹膜、腹部大動脈周囲にプリーツドレーンまたはペンローズドレーンを留置します。

☑ 目的
- リンパ液が貯留してリンパ嚢胞を形成することを防ぐために、予防的ドレナージを目的として使用します。

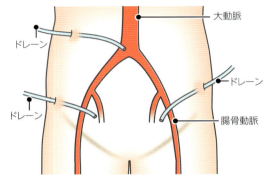

☑ ドレーン排液の観察と処置・対応
- 排液が徐々に減少したところで、1週間を目安に抜去します。

順調に排液されていることが重要です。

排液が急激に減少するときは、ドレーンの閉塞を疑います。

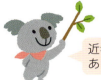
近年では後腹膜を開放する術式が多く、ドレーンを留置しないこともあります。その場合、リンパ液は腹腔内へ流出して、吸収されます。

> **自信がつく！ トラブル発生時の対応**
> 後腹膜ドレーンで順調に排液されていたのに、突然排液を認めなくなった場合
> ● ドレーン閉塞が考えられます。
> ● ドレーン・チューブをミルキングします。
> ● 体位変換を行います。　● 医師に診察を依頼します。

皮下ドレーンの管理

☑ 適応
- 肥満などで適応となります。

☑ 留置部位
- 予防的ドレナージ、創部離開予防などを目的として、皮下脂肪層にブレイクドレーン、またはペンローズドレーンを留置します。

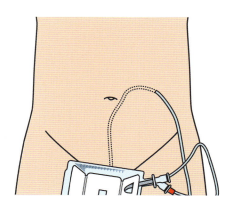

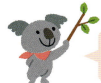
卵巣腫瘍に対して開腹手術を行った患者さんでは、皮下に持続吸引ドレーンが留置されています。

☑ 目的
- 滲出液が皮下に貯留して創部が離開するのを防ぎます。

☑ ドレーン排液の観察と処置・対応
- 皮下ドレーンは数日間以上留置しますが、シャワー浴は可能です。
- 排液が少なくても、数日間以上留置します。

陰圧をかけて、創部離開を予防することもあります。

抜去が早すぎると、創部離開の原因になります。

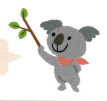

自信がつく！ トラブル発生時の対応

排液量が10〜20mL/日程度で経過していたところ、急増した場合
- 創部離開が考えられます。
- 排液の性状、創部の状態を観察します。
- 医師に診察を依頼します。

（山本晃人）

第2章 実践編 : 6 骨格器系・その他

1 関節手術後の関節腔ドレナージ：清潔操作で管理しよう

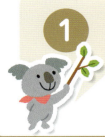

関節手術後のドレナージは、関節腔内の血液や滲出液を排出し、関節腫脹を予防することが目的です。排液の量や性状の変化、術後リハビリテーションの開始時期を考慮し、早期にドレーンを抜去します。

Point
- ➡ 術後の関節腔内の貯留液を関節腔外に排出します。
- ➡ 関節腫脹の予防は、疼痛管理や早期離床に有用です。
- ➡ ドレーン留置中はドレーンによる痛みや抜去予防のため、運動を制限します。

膝関節手術後の関節腔ドレーンの管理

☑ 適応
- 関節鏡視下滑膜切除術、半月板治療や前・後十字靱帯再建術、関節内骨折観血的手術、人工膝関節置換術などが適応です。

☑ 目的
- 関節腔内に挿入し、血液や滲出液の貯留を防止する、予防的ドレナージです。

☑ 留置部位
- 膝関節内手術と下腿骨切り術の同時手術などでは、2本のドレーンを併用することがあります。

ドレーン挿入部の固定不良、ドレーン・チューブの折れ曲がり、車いすへの移乗時の引っかかりによる抜去などに注意します。

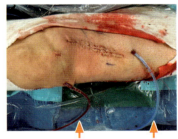

右膝関節腔ドレナージ　右下腿骨切り部ドレナージ

関節鏡視下半月板縫合術と下腿骨切り術の併用手術後

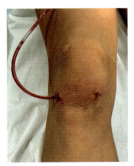

右膝関節腔ドレナージ

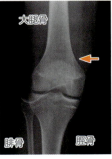

右膝単純X線正面像

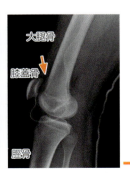

右膝単純X線側面像

➡：ドレーン先端

103

- 手術部からの出血の持続など、異常を判断する情報ドレナージの役割もあります。

術後の関節腫脹は、疼痛の誘発や早期離床・早期リハビリテーションの妨げになります。

ドレーンの清潔管理と逆行性感染の予防
- 正常の関節腔内は無菌の閉鎖腔であるため、清潔操作でのドレーン管理が不可欠です。
- ドレーン内腔を外界から隔離できる閉鎖式ドレーンを使用し、排液バッグ内に陰圧をかけて排液し逆行性感染を防ぎます。
- ドレーン・チューブの圧迫による皮膚障害に注意します。
- ドレーン皮膚刺入部の固定糸が緩んだり、刺入部が清潔ガーゼで被覆されていないと、表皮から感染を生じます。
- ドレーン・チューブと排液バッグの接続部が緩んでいると、空気混入による排液不良や感染の原因になります。

ドレーンの操作・抜去

☑ 操作
- 関節腔内ドレナージでは、関節腔内は無菌であることから、清潔操作を特に徹底します。
- ドレーン・チューブによる皮膚圧迫によって皮膚障害を生じないように、ガーゼや包帯の巻き方などを工夫します。

ドレーン・チューブと皮膚が直接触れないようにします。

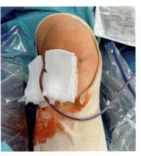

ドレーン刺入部には、切り込みガーゼなどを使用します。

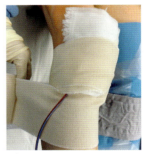

弾力包帯で創部固定する場合は、包帯を巻いた上にドレーン・チューブを置くようにします。

- ドレーン刺入部のマーキング点のずれや固定糸の緩み、チューブとバッグの接続部の緩み、移動時などの引っかかりによる抜去に注意します。

ドレーン刺入部の確認ポイント

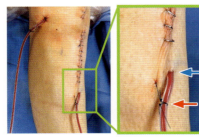

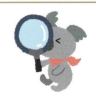

⬅（青）：ドレーンの黒いマーキング点と皮膚刺入部の位置関係が変化していないか？
⬅（赤）：ドレーンの固定糸が緩んでいないか？

☑ 抜去

- 一般的に、術後24〜48時間でドレーンを抜去します。
- ドレーン・チューブ内の性状が血性から淡血性、漿液性になり、排液量が減少することを確認します。
- ドレーンの排液量が多い場合は、手術部での出血持続の可能性があります。そのため、バイタルチェック、血液検査を確認するとともに、医師に連絡します。
- ドレーンの排液量が少ない場合は、ドレーンの折れ曲がりや血塊などによる閉塞がないかを観察し、折れ曲がりを解除したり、ドレーン・チューブにミルキングを試みたりします。再度、陰圧で吸引を開始しても排液がなければ、医師に報告します。
- 排液バッグの排液を廃棄するときは、ドレーンの構造を理解し、排液の逆流による逆行性感染に注意します。

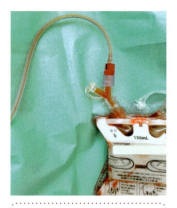

ドレーン・チューブ内が漿液性の液体に変化すると、赤色から黄色透明になります。

☑ 抜去後

- ドレーンの刺入孔から貯留液が排出することがあるため、抜去部は清潔ガーゼで覆います。
- 術後リハビリテーションのプロトコルに沿って関節運動を開始します。

ドレーン排液の観察と処置・対応

☑ 排液の色調・性状

- 正常関節腔内には数ミリリットルの無色透明の関節液がありますが、病態によって量や性状が変化します。

ドレーン・チューブにエアーが混入している場合

- ドレーン・チューブと排液バッグの接続部が緩んでいないか確認し、緩みがあれば接続部を清潔操作で消毒し、締め直します。
- ドレーンが刺入部から抜けてきていないか、ドレーン・チューブのマーキングの位置がずれていないか、固定糸の緩みがないか確認します。
- ドレーン刺入部から排液が漏れていないか確認します。
- これらの問題があれば、医師に連絡します。

☑ 排液量

血性の排液が減少しない場合

- まずは指示どおりの陰圧になっているかどうかを確認します。
- 総出血量のカウントや、バイタルサインをチェックします。
- 異常があれば、医師に連絡します。

排液が見られない場合

- ドレーンの折れ曲がりがないか確認し、あれば解除します。
- ドレーン・チューブが凝固塊などで閉塞していないか確認し、あればミルキングを試みます。
- 改善しなければ、医師に連絡します。

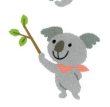

自信がつく！ トラブル発生時の処置・対応

ドレーンが抜けてしまった場合
- ドレーン刺入部を清潔操作で消毒し、ガーゼで保護し、医師に連絡します。

ドレーンで皮膚が圧迫され、皮膚が赤くなり陥凹している場合
- 圧迫を解除し、ガーゼや包帯でドレーンと皮膚が直接触れないようにします。
- 皮膚障害が改善しなければ、医師に連絡します。

閉鎖式ドレーンによる陰圧吸引の注意点

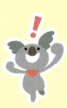

骨・関節手術における出血には、血管性と骨髄性があります。血管性出血は血管の焼灼や結紮などで止血できますが、骨の処置による骨髄性の出血は緩徐であるものの持続性で、止血は困難です。また、下肢の術後は静脈血栓塞栓症の予防薬を使用することが多いため、骨髄性の出血が持続する傾向があります。つまり、閉鎖式ドレーンによる陰圧吸引の継続は、骨髄性出血を助長する可能性があるため、一定時間以上の陰圧による吸引の継続は避けるようにします。

引用・参考文献

1) 大島康史. "膝関節". かんテキ整形外科：患者がみえる新しい「病気の教科書」. 渡部欣忍編. 大阪, メディカ出版, 2019, 300-19.
2) 大島康史. 理学療法：どうして足を圧迫するのがDVT予防になるの？. 整形外科看護. 26 (1), 2021, 32-6.

（大島康史）

2 切開排膿ドレナージ：化膿性膝関節炎は緊急対応

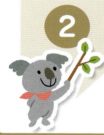

化膿性膝関節炎は、抗菌薬の投与と切開排膿、ドレーン留置による持続排膿を行います。治療が遅れた場合、関節の機能障害や長期入院加療、全身状態の悪化の可能性があるため、緊急対応をとれるようにしましょう。

Point
→ 膝関節の腫脹、熱感、発赤、疼痛を認めれば、感染を疑います。
→ 外傷や手術の既往を確認し、画像検査、血液検査、関節穿刺などを行います。
→ 化膿性関節炎は抗菌薬投与のみでは治療が困難であり、切開排膿が必要です。

化膿性膝関節炎の外科的治療とドレーン管理

☑ 適応・留置部位
- 初回感染例では、抗菌薬投与と関節鏡視下で排膿、洗浄、デブリードマンを行います。

- 化膿性関節炎による排液は膿性で、ドレーン・チューブが容易に閉塞するので、管理が重要です。
- 術後はドレーン留置により排膿を継続し、感染の鎮静化を目指します。

> ドレーンが抜けると、切開部が閉鎖し、関節腔内に膿瘍が再貯留してしまいます。ドレーンの固定部に緩みがないかどうかを観察しましょう。

- 化膿性膝関節炎の再発例や人工膝関節置換術後などの感染例などでは、関節切開、洗浄、デブリードマンを行います。
- 人工膝関節置換術後の感染症の難治症例では、インプラントをいったん抜去し、洗浄手術を繰り返します。

☑ 目的

- ドレーンによる排液は、治療的ドレナージと、感染の持続を診断する情報ドレナージとして重要です。

化膿性膝関節炎の診断と治療

主な特徴

- 化膿性膝関節炎には一般的な感染や手術部位感染症（surgical site infection；SSI）があり、迅速な診察が必要です。
- 危険因子は関節注射や手術、ステロイドや免疫抑制薬、皮膚疾患や糖尿病の既往などです。
- 変形性関節症、関節リウマチ、痛風や偽痛風による結晶誘発性関節炎などを除外します。
- 血液検査では白血球数の増加、C反応性タンパク（C-reactive protein；CRP）の上昇、血沈の亢進などが見られます。
- 膝関節の腫脹、熱感、発赤、疼痛を認めれば、感染を疑います。

右膝蓋骨骨折、術後化膿性関節炎

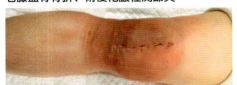

膝関節の腫脹、熱感、発赤、疼痛を認める。

診断・治療

- 関節穿刺液の顕微鏡検査や培養検査によって起炎菌を同定し、確定診断します。
- 原因菌で最も多いのは、黄色ブドウ球菌です。
- メチシリン耐性黄色ブドウ球菌（methicillin-resistant Staphylococcus aureus；MRSA）や多剤耐性菌感染では治療に難渋します。
- 原因菌に感受性のある抗菌薬を数週間から数ヵ月間、継続投与します。

感染予防と早期対応の重要性

末期変形性膝関節症は、疼痛や膝可動域制限とともに日常活動性の低下をきたす疾患です。これに対し、人工膝関節置換術は除痛や活動性の再獲得にすぐれ、日本では年間10万例に対して行われています。しかし、術後感染症は0.5～3％と報告[*]されており、感染を生じると、難治例ではインプラントを抜去し、数ヵ月以上も切開排膿ドレナージや洗浄、デブリードマンを繰り返す場合があります。手術や術後の感染予防を徹底するとともに、感染症を疑えば早期に外科的治療を検討することが重要です。

[*]参考文献：日本整形外科学会診療ガイドライン委員会ほか編．"SSI発生率は"．骨・関節術後感染予防ガイドライン2015．改訂第2版．日本整形外科学会ほか監修．東京，南江堂，2015，18-20．

✅ ドレーンの操作・抜去

- 切開排膿ドレナージでは、膿瘍が残存しないようにドレーンを留置し、持続的に排膿します。排膿がなくなり、感染がコントロールされたら、ドレーンを抜去します。

> **自信がつく！ トラブル発生時の対応**
> - 切開排膿ドレナージでは、膝関節所見や血液検査などの改善が得られなかったり、ドレーンの閉塞などによって排膿が継続できなくなったりした場合には、医師に連絡します。

ドレーン排液の観察と処置・対応

✅ 排液の色調・性状
- 正常な関節内には、少量の無色透明な関節液が貯留しています。

✅ 排液量
- 化膿性膝関節炎では、膿性の混濁液が貯留しています。
- 変形性膝関節症では、炎症や病期の進行とともに、黄色透明な関節液が貯留します。

> **関節穿刺液が膿性混濁液の場合**
> 感染の可能性が高いため、切開排膿を考慮します。
>
> **膝関節穿刺液**
>
>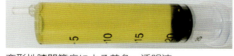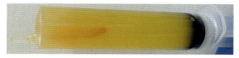
>
> 変形性膝関節症による黄色・透明液　　化膿性膝関節炎による黄色・混濁液
>
> 対応が遅れると、菌血症から敗血症となり、生命の危機につながることがあるため、気をつけましょう。

（大島康史）

参考文献

1) 国立研究開発法人国立国際医療研究センター病院外科・看護部編. NEW はじめての消化器外科看護："なぜ"からわかる，ずっと使える！. 大阪，メディカ出版，2023.

2) 猪股雅史ほか. 特集：気になるポイント"即"チェック！ キーワード45でサクッと理解 消化器ドレーン・チューブ事典. 消化器ナーシング. 28 (9)，2023. 821-74.

3) 志村知子ほか. 特集：基本とトラブル対応 ぜんぶ見せ！ 消化器ドレーン・チューブ固定＆スキンケアのコツ. 消化器ナーシング. 27 (7)，2022，609-56.

4) 袴田健一監修. 決定版！ 図解でもれなくみえる・わかる まるごと消化器ドレーン・チューブ管理. 消化器ナーシング2021年春季増刊. 大阪，メディカ出版，2021.

5) 丹波光子. だけでいい！ 褥瘡・創傷ケア：看護を深める図解＋動画で手技が見える・わかる. 大阪，メディカ出版，2021.

6) 渡邊孝監修. ゼロからわかるドレーン管理. 東京，成美堂出版，2021.

7) 竹末芳生ほか. 術後ケアとドレーン管理のすべて. 東京，照林社，2016.

8) 窪田敬一. 全科 ドレーン・カテーテル・チューブ管理完全ガイド. 東京，照林社，2015.

9) 佐藤憲明. ドレーン・チューブ管理＆ケアガイド. 東京，中山書店，2014.

10) 藤野智子ほか. 看るべきところがよくわかるドレーン管理. 東京，南江堂，2014.

11) 清水潤三ほか. はじめてのドレーン管理. 大阪，メディカ出版，2007.

12) 出月康夫. 図解ドレナージハンドブック. 東京，中外医学社，1995.

索引

数字

2wayバルーンカテーテル ·················· 82, 88
3wayバルーンカテーテル ·················· 82, 84

欧文・略語

J-VAC® ···································· 12, 15, 94
SBバック ································ 13, 68, 94

あ行

アクティーバルブⅡ ······························ 66
逸脱（ドレーン） ······················· 27, 55, 57
医療関連機器褥瘡（MDRPU） ················ 33
インジゴカルミン ························ 89-91, 93
ウインスロー孔（ドレーン） ···· 10, 16, 46-47, 72
ウォーターシール ···························· 14, 30
エアリーク ······················· 27, 70-74, 77, 80
腋窩ドレーン ···································· 95
オーバードレナージ ······················ 61-65, 68

か行

開放式ドレーン ···················· 14, 61, 94, 96
看護記録 ··· 24
患者指導 ··························· 22, 36, 39-42
患者用パスシート ····················· 36-37
感染予防 ····························· 23, 107
気胸 ···························· 70-71, 73-74
逆行性感染 ··············· 23-24, 53, 104-105
逆行性経肝胆管ドレナージ（RTBD） ··· 51-52, 56
胸腔ドレーン ··· 9-10, 13, 17, 21, 30, 51, 70-74
緊急放射線血管内治療（IVR） ················ 55
クランプ ····························· 61, 64-65
クリオドレーンバック®システム ················ 13
経総胆管ドレナージ（Tチューブ） ··········· 56
経胆嚢管的ドレナージ（Cチューブ） ········· 56
経皮経肝胆管ドレナージ（PTCD） ········· 56
経皮経肝胆嚢ドレナージ（PTGBD） ········· 56
血液生化学検査 ························· 28
血胸 ··· 70
血尿スケール ····························· 85
後腹膜ドレーン ························· 101
硬膜外・皮下ドレナージ ··············· 67-68

硬膜下ドレナージ ·························· 67
呼吸困難 ······································ 74
呼吸性変動 ······················· 17, 29-30, 73
骨盤底ドレーン ··························· 90
固定糸 ··································· 104-105
固定方法 ······································ 19

さ行

サージカルテープ ······················· 31-32
サイフォン ··························· 11, 64-66
サクションリザーバー ······················· 12
サンプドレーン ·························· 15
視覚的評価スケール（VAS） ················ 42
持続吸引ドレーン（ドレナージ） ········· 68, 102
刺入部感染 ························· 23, 41
縦隔ドレーン ······················· 74-75, 77, 81
手術部位感染（SSI） ····················· 53, 107
術後せん妄 ························· 38, 40, 42-44
受動的ドレーン ··························· 11
情報ドレーン（ドレナージ） ······· 8-9, 60, 100,
104, 107
シングルJステント ························· 91
腎床部ドレーン ··························· 92
身体的苦痛 ··························· 37, 42
心タンポナーデ ··············· 9-10, 27, 78-81
心嚢ドレーン（ドレナージ） ··········· 10, 78-79
腎離断面ドレーン ························· 92
膵液瘻 ······················ 28, 46-48, 54-55
髄液漏 ················· 27, 62-63, 64-66, 68
膵管チューブ ······························ 10
水封（室） ························· 13, 30, 72-73
数値評価スケール（NRS） ················ 42
スキン-テア ······························· 35
スキントラブル ·············· 19-20, 31, 34-35
スタンダードプリコーション ················ 25
ずれ ···················· 18, 35, 72, 77, 104
清潔（操作） ········· 37, 61-62, 65, 103-106
切開排膿（ドレナージ） ········· 27, 96, 106-108
セミファーラー位 ························· 79
セルディンガー法 ························· 79
前胸部ドレーン ··························· 95

創部離開 ················· 35, 102

た行

体位変換 ················· 18, 69
退院指導 ················· 38
体腔ドレーン ················· 17
体動 ················· 39-42, 65
ダグラス窩 ················· 10, 16
脱落 ················· 18
ダブルJステント ················· 86-87
胆管チューブ ················· 10, 56
胆汁瘻 ················· 27-28, 51-53
チェスト・ドレーン・バック ················· 13
チューブドレーン ················· 14
腸管吻合部ドレーン ················· 90
治療的ドレナージ ················· 8-9, 51, 107
ドレーン（ドレナージ） ················· 8-10

な行

内視鏡的経鼻的逆胆管ドレナージ（ENBD）··· 56
乳び漏 ················· 27, 97, 99
尿管ステントシングル ················· 91
尿道カテーテル ················· 82-83, 87, 89, 92
尿のリーク（流出） ················· 88-89, 93
脳室ドレーン（ドレナージ） ················· 9-10, 61, 66
脳槽ドレーン（ドレナージ） ················· 61-62
能動的ドレーン ················· 11-12
脳ヘルニア ················· 65

は行

排液バッグ ······· 11, 23-25, 29, 33, 41, 65-69
パウチング ················· 35
剥離剤 ················· 31

発熱 ················· 25, 50, 95
バルーンカテーテル ················· 82-85, 88
半閉鎖式ドレーン（ドレナージ） ················· 14
皮下ドレーン（ドレナージ） ················· 102
左横隔膜下ドレーン ················· 47
被膜剤 ················· 31
フェイススケール（FPS） ················· 42
腹腔ドレーン ················· 9-10, 17, 48
プリーツドレーン ················· 100-101
ブレイクドレーン ················· 15, 76-77, 102
閉鎖式ドレーン ········ 67-69, 94-96, 104, 106
ペンローズドレーン ········ 14, 94-95, 101-102
膀胱カテーテル ················· 82, 87
膀胱前腔（レチウス腔）ドレーン ················· 88
縫合不全 ················· 27-28, 46-50, 70

ま行

マーキング ················· 18, 72, 77, 104-105
マルチチャネル ドレナージ ポンプ ················· 12
ミルキング ············· 28, 48, 53, 73, 77, 81,
84-85, 96, 101, 105
毛細管現象 ················· 11, 14
モリソン窩 ················· 10, 16

や行

腰椎ドレーン（ドレナージ） ················· 61, 63
予防的ドレーン（ドレナージ） ······ 8-9, 100-103

ら行

リンパ漏 ················· 70-71, 99

わ行

脇漏れ ················· 35, 83

ドレーン管理はじめて BOOK ―ホップ・ステップ・パーフェクト！

2024年9月1日発行　第1版第1刷

編　著	進士 誠一・鈴木 智恵子
発行者	長谷川 翔
発行所	株式会社メディカ出版
	〒532-8588
	大阪市淀川区宮原3-4-30
	ニッセイ新大阪ビル16F
	https://www.medica.co.jp/
編集担当	渥美史生
編集協力	芹田雅子・加藤明子
装幀・組版	イボルブデザインワーク
イラスト	ニガキ恵子・福井典子
印刷・製本	株式会社シナノ パブリッシング プレス

© Seiichi SHINJI, 2024

本書の複製権・翻訳権・翻案権・上映権・譲渡権・公衆送信権（送信可能化権を含む）は、(株)メディカ出版が保有します。

ISBN978-4-8404-8516-6　　　　　　　　　　　　　　　Printed and bound in Japan

当社出版物に関する各種お問い合わせ先（受付時間：平日9：00〜17：00）
●編集内容については、編集局 06-6398-5048
●ご注文・不良品（乱丁・落丁）については、お客様センター 0120-276-115